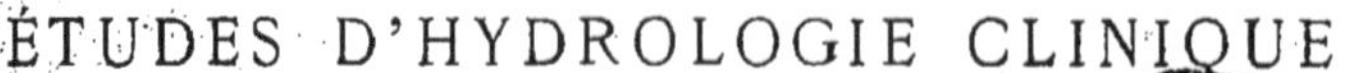

DE L'ACTION DES EAUX

DE

SAINT-NECTAIRE

SUR LA NUTRITION

DANS SES APPLICATIONS A LA PATHOLOGIE UTÉRINE

Par le Docteur GENEIX

Médecin consultant.

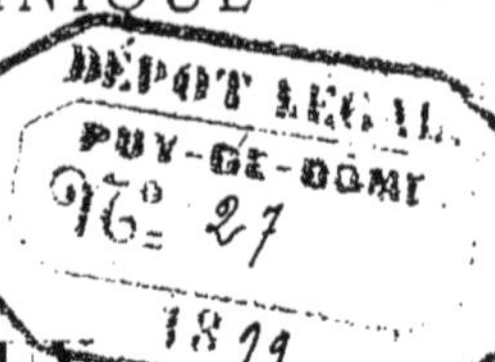

PARIS

A. MALOINE, Éditeur

23-25, Rue de l'École-de-Médecine, 23-25

—

1899

DE L'ACTION DES EAUX

DE

SAINT-NECTAIRE

SUR LA NUTRITION

DANS SES APPLICATIONS A LA PATHOLOGIE UTÉRINE

Par le Docteur GENEIX

Médecin consultant.

PARIS

A. MALOINE, Éditeur

23-25, Rue de l'École-de-Médecine, 23-25

—

1899

DE L'ACTION DES EAUX DE SAINT-NECTAIRE

SUR LA NUTRITION

DANS SES APPLICATIONS A LA PATHOLOGIE UTÉRINE

CHAPITRE Ier

SAINT-NECTAIRE. — RESSOURCES THERMALES

Situation et climat. — Saint-Nectaire (1) se trouve dans la partie montagneuse du département du Puy-de-Dôme, à l'extrémité orientale de la chaîne des monts Dore, dont la Bourboule occuperait l'extrémité opposée, et sous le même degré de latitude (45° 35') que cette dernière station. La vallée d'où émergent les sources, étroite et sinueuse, offre une direction générale du N.-N.-O. au S.-S.-E. par une altitude moyenne de 750 mètres. Son orientation et le voisinage de la plaine de Limagne, lui font un climat plus doux que celui du Mont-Dore et de la Bourboule. C'est ainsi qu'on voit pousser la vigne sur quelques coteaux bien exposés, que les noyers et les châtaigniers s'y développent avec vigueur, et

(1) Saint-Nectaire est desservi par la Compagnie P.-L.-M., ligne de Paris-Saint-Germain-des-Fossés-Nîmes, aux gares de *Coudes* pour les trains ordinaires, et *d'Issoire* pour les express. Des omnibus partent chaque matin de ces deux gares à l'arrivée des premiers trains et se rendent à Saint-Nectaire en deux heures et demie.

qu'on trouve autour de Saint-Nectaire, des cultures rappelant celles des environs de Clermont. Dans ces conditions, la saison thermale se prolonge, comme à Royat et à Châtelguyon, jusqu'à la fin du mois de septembre, qui est d'ailleurs un des plus beaux qu'on puisse passer en Auvergne.

Bien qu'il n'y ait jamais eu, à ma connaissance, d'observations météorologiques, j'ai pu, pendant les années 1895 et 1896, relever pendant trois mois les températures quotidiennes à 8 heures du matin, 1 heure de l'après-midi et 7 heures du soir. Je donne ici le tableau des moyennes obtenues :

	Juillet.	Août.	Septembre.
1895 (	17°	21° 5	16°
1896 (	18° 7	20°	17°

Les jours de pluie sont peu fréquents, à partir du commencement de juillet, et c'est encore le mois de septembre qui paraît le plus favorisé à ce point de vue. Aussi en automne, n'a-t-on pas à y redouter ces brouillards épais qui affligent certaines vallées des pays montagneux. L'air y est calme, sec, légèrement excitant; les forêts de pins qui recouvrent les coteaux environnants, sont, par leurs effluves balsamiques, particulièrement favorables à toute une catégorie de malades.

Terrain. — Le pays est un des plus intéressants pour le géologue; car c'est dans cette région que se sont le mieux conservées les traces des éruptions volcaniques qui ont bouleversé la surface de l'Auvergne. Ce sont, çà et là, des nappes basaltiques qui occupent les plateaux, recouvrant les terrains primitifs d'énormes dykes aux formes pittoresques, et partout, comme aux environs du Vésuve, des monceaux de conglomérats, de pouzzolanes, de cinérites, jonchant le sol et rappelant le voisinage du Tartaret, le dernier éteint des volcans d'Auvergne. Mais cette activité souterraine qui s'est continuée jusqu'au diluvium, n'a pu s'exercer qu'en déterminant des mouvements fréquents du sol cristallin, des dislocations et des fractures plus ou moins considérables de l'écorce terrestre. La vallée du Courançon est certainement due à un de ces phénomènes qui seuls ont permis à ses eaux minérales de s'épancher à la surface du sol.

Sources et Établissements. — Toutes les sources de Saint-Nectaire s'échappent des fissures du granit, qui forme le fond du terrain et les parois inférieures de la vallée. On les trouve disséminées sur un parcours de 2 kilomètres, et chaque fouille en fait découvrir de nouvelles. On ne peut comparer une pareille richesse thermale en Auvergne qu'à celle de la vallée de la Sioule à Châteauneuf. Aussi, parmi ces sources, un certain nombre ne sont-elles pas utilisées, et vont mêler directement leurs eaux à celles du ruisseau. Quelques-unes servent à l'industrie des pétrifications ; mais ce sont autour des plus anciennes et des plus importantes, comme débit et thermalité, que se sont bâtis les deux centres principaux, constituant par leur ensemble la station de Saint-Nectaire.

Saint-Nectaire-le-Haut ou Mont-Cornadore se trouve dans la vallée du Fredet, petit affluent du Courançon, au pied d'une muraille de rochers, que domine la belle église romane du village. Deux sources chaudes, celle du *Mont-Cornadore* et la source du *Rocher* alimentent l'Établissement thermal. La première est souvent prescrite en boisson, et il est regrettable que le propriétaire n'ait pas établi une buvette au rez-de-chaussée de l'Établissement, sans obliger les malades à monter un escalier obscur pour aller puiser l'eau dans le réservoir. Les sources du *Parc*, *Maurange* et la source *Romaine* sont des eaux froides utilisées en buvettes. Ces deux dernières se trouvent sur la route du Mont-Dore en sortant de Saint-Nectaire-le-Haut.

Saint-Nectaire-le-Bas a été, de tous temps, le groupe le plus en faveur pour le traitement des rhumatismes et des affections gynécologiques, et les améliorations apportées dans ces dernières années par l'initiative du nouveau propriétaire, en ont considérablement augmenté la clientèle. De plus on y trouve deux établissements alimentés chacun par des sources de température différente, ce qui facilite souvent la tâche du médecin dans l'administration des bains.

Le plus ancien de ces établissements (Bains Romains) situé sur la rive droite du ruisseau, et en bordure de la route, occupe l'emplacement de l'ancienne piscine Mandon. C'est au moment de sa construction, en pratiquant les fouilles, qu'on a découvert des vestiges non douteux d'une ancienne piscine romaine.

L'Etablissement actuel comprend cinq cabines de première classe largement éclairées, avec vestiaire attenant, huit cabines de seconde classe, une cabine spéciale pour les bains acidulés et une salle pour les diverses utilisations du gaz acide carbonique. La plupart des baignoires possèdent une douche verticale dite *Tivoli*, et un robinet spécial d'eau minérale pour les irrigations vaginales. Ces bains sont alimentés par la source Mandon, plus connue aujourd'hui sous le nom de *Gros-Bouillon*, à cause du dégagement considérable d'acide carbonique qui s'y produit.

Son grand débit et sa température au griffon de 35° 2, permettent de donner des bains à eau courante, et à une température native, bien appropriée au traitement des maladies des femmes. Une cloche gazomètre suspendue au-dessus du réservoir recueille l'acide carbonique, qui de là est amené dans la salle spéciale du rez-de-chaussée où on l'utilise en bains, en douches et en inhalations. Cette source chaude du *Gros-Bouillon* est, depuis quelques années, très employée en boisson dans le traitement des albuminuries. Sa buvette se trouve dans le vestibule de l'Établissement en face de celle de la *Coquille*. Celle-ci est une source ferrugineuse d'une température de 24° beaucoup moins usitée en boisson, depuis qu'on a découvert la source plus ferrugineuse du *Dolmen*.

Le grand Etablissement de St-Nectaire-le-Bas, construit depuis une vingtaine d'années, et augmenté de deux ailes

en 1896, a remplacé les anciens bains Boëtte. Il se trouve
à 150 mètres environ, en amont des Bains Romains, sur
la rive opposée du Courançon et au pied d'une colline
rocheuse. La façade principale, d'un gracieux style renais-
sance, est orientée au midi et se développe sur une lon-
gueur de 62 mètres. C'est là que sont installés, en double
service, les salles d'hydrothérapie, de pulvérisation, de
douches ascendantes, les piscines et 22 cabinets de bains
pourvus de douches verticales. Du côté des dames existe
comme aux Bains Romains une canalisation spéciale pour les
irrigations vaginales dans le bain.

A l'exception du réservoir des grandes douches, tous les
services de cet Établissement sont alimentés par les deux
anciennes sources Boëtte qui naissent immédiatement en
arrière, à hauteur du premier étage. L'une d'elles, la petite
source Boëtte, d'une température de 40°, à l'émergence,
porte aujourd'hui le nom de *Saint-Cézaire*, sous lequel on
l'emploie en boisson dans les affections des voies digestives.
Sa buvette, très fréquentée à l'heure qui précède les repas,
est située à droite dans le hall de l'Établissement.

Les *sources Papon*, d'une température de 49° et 52°,
émergent à 150 mètres plus loin, au bord de la route qui
conduit à Saint-Nectaire-le-Haut, dans le point où la vallée
semble s'infléchir vers l'Est. Amenées par leur pente natu-
relle jusqu'au réservoir qui domine l'Etablissement, elles
sont employées aux douches chaudes, avec une pression de
près de deux atmosphères. Un système de mélangeurs permet
d'abaisser au besoin leur température.

D'autres sources froides servent de buvettes et sont disséminées autour de l'Établissement, sur les deux rives du ruisseau, de chaque côté de la route; ce sont :

La source *des Dames* intermittente, d'un faible débit, mais
la plus arsenicale du groupe. Elle se trouve en contre-bas
dans le petit parc, à gauche de l'Établissement.

La source *du Dolmen*, au bord de la route, en face de

l'hôtel du Parc, mise à jour en 1895 ; elle est tout à la fois la plus ferrugineuse et la moins minéralisée des sources actuelles.

La source *Rouge* et les trois sources *Baugé, André* et *Sainte-Marie*, situées sur la rive droite, naissent à quelques mètres l'une de l'autre, de la base granitique du puy d'Eraigne et présentent une grande analogie de composition. Elles sont agréables au goût, et utilisées surtout pour l'exportation.

PROPRIÉTÉS PHYSIQUES ET CHIMIQUES DES EAUX.

La gamme thermique de toutes ces sources est des plus étendues et contribue, pour une grande partie, aux succès thérapeutiques de la station. Elle va de 12° à 52°, avec des températures intermédiaires de 18°, 25°, 34°, 35°2, 40°, 44°, 49°. Selon le degré de minéralisation, la densité oscille entre 1,001 et 1,003. A la sortie du rocher, ces eaux sont claires et parfaitement transparentes. Les sources froides ont alors une saveur franchement acidule et légèrement styptique, tandis que les sources chaudes, surtout lorsqu'elles ont perdu leur excès de gaz, présentent une saveur alcaline qu'on a comparée à du bouillon de poulet. Elles n'exercent qu'une faible action sur le papier bleu de tournesol, action qu'elles doivent à la présence de l'acide carbonique. On est frappé, en s'approchant de certaines sources, de celle du Gros-Bouillon en particulier, d'une odeur assez prononcée d'hydrogène sulfuré. Cependant les réactifs ordinaires n'ont pu déceler dans l'eau la présence de ce gaz. Il est probable que la petite quantité qui s'y produit, au dépens des sulfates décomposés, est incessamment entraînée au dehors par l'acide carbonique.

Exposées à l'air, ces eaux se troublent légèrement et laissent déposer, sur leur parcours, les divers éléments que

l'excès d'acide carbonique maintenait en dissolution, et qui
ont formé à la longue ces couches épaisses de travertins cal-
caires et siliceux qu'on peut voir sur les bords du ruisseau.
La formation de ces dépôts, dans la vallée de Saint-Nectaire,
atteindrait chaque année, d'après Lecoq, le chiffre énorme de
deux millions de kilos. On comprend que des sources aient
pu en être obstruées et finir par disparaitre. Ces dépôts s'ob-
servent aussi le matin, à la surface de l'eau des piscines,
sous forme d'une poussière que la moindre agitation désa-
grège et précipite. Le carbonate de chaux et, dans de petites
proportions, le carbonate de magnésie, la silice, l'oxyde de
fer sont les principales substances qui entrent dans leur
composition. On rencontre également sur les parois des rochers d'où jaillissent les eaux, et sur leurs différents parcours
à l'air libre, une matière organique assez abondante. C'est
une sorte de bouillie gluante, diversement colorée, tantôt
verdâtre, d'autres fois vert sale ou jaune orangé. Ces con-
ferves n'ont pas été l'objet d'études particulières, et on ne les
a jamais utilisées pour la cure thermale.

Au point de vue de leur formule chimique, les eaux de Saint-
Nectaire peuvent se placer entre celles de Royat et de La
Bourboule. Plus minéralisées et plus chaudes que les pre-
mières, plus gazeuses et moins arsenicales que les secondes,
empruntant aux deux quelques-unes de leurs propriétés thérapeutiques les plus importantes, elles ont été judicieuse-
ment classées, par le docteur Durand-Fardel, dans la classe
des *chlorurées-bicarbonatées*. Si, en effet, leur minéralisation totale, la plus élevée de toutes les eaux d'Auvergne,
dépassse, avec certaines sources, le chiffre de 8 grammes par
litre, les bicarbonates et le chlorure de sodium y entrent ensemble pour les deux tiers et en forment la caractéristique.
Cependant l'action de l'élément chloruré, dont la quantité se
trouve sensiblement égale à celle du bicarbonate de soude,
paraît prédominer dans les résultats thérapeutiques obtenus,
et rapproche ces eaux de la classe des chlorurées.

Les bicarbonates terreux (chaux et magnésie) entrent pour une assez grande part dans leur composition (0,50 à 1 gr par litre) et permettent d'expliquer leur action spéciale sur les voies digestives.

Quant au fer et à l'arsenic, leur quantité n'est pas assez élevée pour que ces éléments puissent servir à caractériser aucune de ces sources; mais nul doute qu'ils n'aient une part dans leur action reconstituante. Une mention spéciale doit être réservée à la lithine, que l'analyse retrouve dans toutes ces eaux. Lorsque Truchot, professeur à la Faculté des Sciences de Clermont, eut signalé la présence de ce corps dans les Eaux minérales d'Auvergne, on crut avoir trouvé la clef de leurs effets remarquables dans les diverses manifestations de l'arthritisme. Cependant la lithine même, à la dose de 0,116 millig. qu'on trouve dans la source Papon, ne doit pas faire perdre de vue que cette même source contient 0,60 cent. de bicarbonate de potasse, et que l'efficacité de ce sel ne peut pas être contestée, dans la série des affections arthritiques.

Nous donnons dans le tableau ci-contre les analyses qui ont été établies par l'Ecole des Mines, en 1897. Ayant la même origine et la même date, elles pourront plus exactement servir de terme de comparaison entre la minéralisation de ces différentes sources. Mais il existe un grand nombre d'autres analyses dont les plus anciennes, dues au docteur Nivet, de Clermont (1845), et Jules Lefort (1859), montrent que les principaux éléments de ces Eaux n'ont subi, depuis cette époque, que de très faibles variations. Ce dernier chimiste eut l'occasion, de 1875 à 1880, d'analyser de nouveau plusieurs sources du groupe de Saint-Nectaire-le-Haut. Ce fut l'origine d'une assez vive discussion avec le docteur Garrigou, de Toulouse, qui affirmait la présence du mercure dans la source du *Rocher*. Le débat fut porté devant l'Académie de médecine, mais la Commission des Eaux minérales, sur le rapport de Jules Lefort, et après plusieurs expériences, conclut à l'absence de ce métal dans les Eaux minérales de Saint-Nectaire, et, depuis cette époque, les nouvelles analyses n'en ont pas signalé la présence. Il serait toutefois téméraire de considérer la question comme définitivement jugée : personne ne peut mettre en doute la compétence du docteur Garrigou dans les questions de chimie hydrologique; d'autre part, l'expérience du passé nous apprend que de nouvelles méthodes, une technique plus perfectionnée, peuvent arriver à déceler, dans les Eaux minérales, des éléments qui jusque-là y restaient ignorés.

Quoi qu'il en soit, et telle que nous la connaissons par les analyses les plus récentes, la minéralisation des Eaux de Saint-Nectaire est assez riche; elle réalise, selon le mot de Durand-Fardel, une assez heureuse formule thérapeutique pour qu'on puisse prévoir à l'avance leurs nombreuses applications à la cure des maladies chroniques.

TABLEAU COMPARATIF de quelques Sources de Saint-Nectaire, d'après les analyses du Laboratoire de l'Ecole des Mines (1897).

NOMS DES SOURCES......	SOURCE PAPON (souterraine)	SOURCE DUMAS	SOURCE GUBLER	SOURCE des DAMES	SOURCE du DOLMEN
Débit à la minute.......	66 litres.	52 litres.	30 litres.	2 litres.	18 litres.
Température..........	49°	36°	40°	16°	16°
Acide carbonique libre...	0.1491	0.4360	0.6868	1.0440	1.3266
Silice	0.1405	0.1360	0.1365	0.1255	0.0905
Bicarbonate de chaux....	0.5768	0.6288	0.6176	0.6114	0.3096
Bicarbonate de magnésie.	0.4969	0.5143	0.4960	0.4762	0.2371
Bicarbonate de fer.......	0.008	0.0055	0.0102	0.0167	**0.0248**
Bicarbonate de lithine ...	**0.1168**	0.0668	0.0630	0.0786	0.0432
Bicarbonate de potasse...	**0.5967**	0.5074	0.5055	0.4522	0.3094
Bicarbonate de soude....	**2.7005**	**2.7074**	**2.6220**	**2.4013**	**1.2715**
Chlorure de sodium.....	**2.7836**	**2.8019**	**2.8069**	**2.4705**	**1.2014**
Sulfate de soude........	0.1711	0.1724	**0.1802**	0.1521	0.0804
Iodure de sodium.......	Traces.	Traces.	Traces.	Traces.	Traces.
Arséniate de soude......	0.0019	0.0015	0.0013	0.0015	0.0008
	7.7419	7.9780	8.1560	7.8300	4.8953

CHAPITRE II.

De l'action des Eaux de Saint-Nectaire sur la nutrition, appliquée à la pathologie utérine.

Les albuminuries, les chloro-anémies, certaines dyspepsies par insuffisance gastrique, le rhumatisme et les affections gynécologiques, constituent les assises principales du champ où se meut la clientèle de Saint-Nectaire. Il est même à remarquer que, parmi les nombreuses stations thermales d'Auvergne, c'est cette dernière qui a la réputation la plus ancienne et la mieux établie dans le traitement des maladies des femmes. Royat, qu'on a surnommé l'*Ems français*, semble lui avoir abandonné cette clientèle spéciale qui contribue, pour une si grande part, à la prospérité de la ville d'eaux allemande, et qui a répandu dans le monde entier le nom de la célèbre *Bubenquelle* (source des Garçons).

Si donc je viens aujourd'hui revendiquer pour Saint-Nectaire une part de cette clientèle, loin de chercher à créer une indication nouvelle, je ne fais que suivre la tradition des médecins qui se sont succédé auprès de ces thermes, en l'appuyant d'un certain nombre d'observations cliniques. La raison principale qui m'a décidé à publier ces quinze cas, formant environ le dixième des malades de ce genre, que j'ai eu l'occasion de suivre dans ma pratique thermale, c'est qu'ils sont accompagnés chacun de deux examens d'urine. Ces observations ont d'ailleurs été prises un peu au hasard du temps, des circonstances, et surtout de la bonne volonté des malades qui, en général, s'astreignent difficilement à recueillir la totalité des urines de vingt-quatre heures ; détail de première nécessité cependant, quand il s'agit d'urologie, même réduite à un ou deux éléments. La série ainsi obtenue n'est pas uniformément heureuse, comme on pourra en juger ; mais c'est à découvrir le pourquoi de ces différences, que doit s'attacher le médecin hydrologue, afin de mieux asseoir les bases des indications thérapeutiques. Aussi m'a-t-il semblé qu'une incursion dans le domaine urologique de ces malades, pouvait présenter quelque intérêt, et qu'en étudiant leur mode de nutrition, dont le chimisme urinaire est l'expression la plus fidèle, on arriverait à rapprocher les différences dans les résultats de la cure, des variations que ce chimisme lui-même est susceptible de présenter.

On sait combien la nutrition est fréquemment modifiée chez la femme dont le système génital est en souffrance depuis un certain temps. C'est là une conséquence presque fatale, qu'entraînent, pour ces malades, l'inaction forcée, le repos permanent, la persistance ou le retour paroxystique des douleurs, la leucorrhée, les hémorrhagies, les septicemies atténuées, dues à la dissémination dans l'organisme de principes morbides puisés au sein d'un appareil génital malade.

Parfois cet état général secondaire plus ou moins grave se trouve lui-même greffé sur un état constitutionnel préexistant. Je n'ai pas à développer ici le rôle qu'on a voulu faire jouer aux diathèses, dans la pathogénie des métrites. Mais si cette doctrine a été battue en brèche par les découvertes microbiennes qui ont permis de faire remonter à une cause presque toujours univoque, l'*infection*, la plupart des affections génitales, elle n'en garde pas moins son importance au point de vue clinique. Quelle que soit, en effet, la diathèse qui entre en scène, lymphatisme, arthritisme, herpétisme ou syphilis, elle ne manque pas d'imprimer aux symptômes locaux de la métrite, comme à la nutrition générale, une modalité particulière suffisamment caractéristique. Il peut arriver aussi que la malade, indemne de toute tare constitutionnelle, n'ait pas encore, en raison de la bénignité de son affection, de son peu d'ancienneté, ou de la résistance de l'organisme, éprouvé ces troubles généraux familiers aux femmes atteintes de métrite. Elle se trouve alors dans un état d'équilibre physiologique avec des réactions bio-chimiques qui se traduisent à l'examen des urines par des chiffres oscillant autour de la normale.

On conçoit facilement, avec les combinaisons et les hybridités qui peuvent se présenter, combien seront variées les formules du chimisme urinaire. Nous verrons cependant par l'étude du tableau où elles ont été réunies, qu'il est possible de les catégoriser et d'en tirer quelques déductions importantes au point de vue des applications du traitement thermal. Pour ce travail d'analyses, dont je ne méconnais pas l'insuffisance, je me suis borné chez mes malades à recueillir les urines des vingt-quatre heures à leur arrivée, c'est-à-dire avant tout traitement, et au moment du départ. La densité et le volume m'ont permis de calculer empiriquement la quantité des matériaux solides, à l'aide de la formule générale $P = D \times a \times V$, en appelant P le poids des solides urinaires, D les deux derniers chiffres de la densité, a le coefficient constant 2.33, et V le volume de l'urine des vingt-quatre heures. L'urée et les phosphates ont été dosés d'après les procédés habituels. Le rapport de l'urée aux matériaux solides pris en bloc, sans avoir la valeur du coefficient d'oxydation véritable, nous renseigne approximativement sur l'activité de réduction des échanges, et le degré d'utilisation des albuminoïdes. Ayant noté d'autre part le poids de chaque malade à son arrivée, j'ai essayé de fixer à l'aide des coefficients urologiques de Charrin (1), la formule urinaire normale, ou si l'on veut idéale, que chacune d'elles aurait dû présenter. Les différences plus ou moins grandes des chiffres ainsi obtenus, avec ceux de la première analyse, peuvent nous indiquer dans une certaine mesure les diffé-

(1) Charrin : *Les Poisons de l'urine*, p. 66 et suivantes.

rents aspects de la déviation nutritive, lorsqu'elle existe, et dans quel sens on doit s'attacher à diriger l'action thérapeutique.

Les malades n'ont été soumises à aucun régime alimentaire particulier, pendant la durée du traitement, à l'exception de deux albuminuriques, qui prenaient leur repas à la table de régime de l'hôtel (1). Quant aux observations elles-mêmes, je n'ai pas voulu les reproduire avec tous les détails relevés par moi au jour le jour. C'eût été fastidieux et souvent sans intérêt. Il m'a suffi de montrer les conditions dans lesquelles se trouvaient les malades avant la cure, de noter les caractères principaux de l'affection et d'indiquer le traitement employé et les résultats obtenus.

*
* *

Si maintenant jetant un coup d'œil sur le tableau d'ensemble des analyses d'urine, nous essayons de comparer entre

(1) En raison de la clientèle spéciale d'albuminuriques qui fréquente Saint-Nectaire, quelques hôtels tenant compte des observations du Corps Médical ont bien voulu organiser une table particulière pour cette catégorie de malades. Afin de dispenser les médecins d'entrer dans le détail des prescriptions alimentaires, on a établi trois degrés dans ce régime : 1° *régime large,* dans lequel les œufs et la viande figurent aux deux principaux repas ; 2° *régime moyen,* dans lequel la viande est supprimée au repas du soir ; 3° *régime réduit* aux simples potages au lait et à quelques purées de légumes, ou même à l'usage exclusif du lait. Les malades peuvent au cours du traitement passer d'un régime à l'autre selon les indications du médecin. A cette table, on ne sert que des viandes blanches ou gélatineuses, rôties, braisées ou bouillies, bien cuites, sans sauces. Comme poisson, uniquement de la truite fraîche bouillie, avec une tranche de citron pour seul condiment. Les œufs sont présentés le plus souvent sous forme d'œufs brouillés à la crème, d'omelettes et d'entremets divers. Les légumes permis sont réduits en purée, ou finement hachés, et tous les fruits servis en compotes légèrement sucrées.

Le vin rouge est exclu de la table ; la boisson consiste uniquement en vin blanc de Bordeaux léger, largement coupé d'eau, du lait écrémé, de l'eau pure ou une légère infusion de thé.

Un certain nombre de dyspeptiques ne trouvent que des avantages à déserter la table d'hôte pour celle dont nous venons de parler.

eux, dans chaque observation, les chiffres des analyses de l'arrivée et du départ, il nous est facile de constater que les modifications imprimées à la nutrition, se traduisent d'une manière générale par l'augmentation des principaux éléments de l'urine.

Ainsi dans 13 cas (86 0/0) nous relevons une augmentation dans le chiffre des matériaux solides; le volume et le chiffre de l'urée s'élèvent dans 12 cas (80 0/0). Ces résultats, avec des proportions semblables, excluent toute idée de simple coïncidence, et permettent d'affirmer que la cure de Saint-Nectaire augmente d'une part la diurèse; qu'elle agit par conséquent sur l'activité sécrétoire des reins, et peut-être aussi, dans quelques cas, mais dans une mesure plus restreinte, sur la tension artérielle de ces organismes profondément débilités, et souvent en état d'hypotention manifeste. D'autre part elle accélère les échanges généraux de l'organisme dans 86 0/0 des cas. Mais l'accroissement du chiffre de l'urée ne semble pas se faire d'une façon parallèle à celui des matériaux solides pris en bloc, puisque son rapport à ces derniers, n'augmente que dans 7 observations (46 0/0), diminue dans 6, et dans les deux autres reste sensiblement le même. Cette particularité tient sans doute à l'augmentation assez importante de l'azote incomplètement oxydé, comme nous le verrons plus loin, et de l'acide urique en particulier, mais surtout à celle des éléments salins de l'urine. On remarquera d'ailleurs, que la diminution du rapport de l'urée aux matériaux solides, coïncide justement dans 3 de nos observations (II, V, VIII) avec un accroissement du taux de l'acide phosphorique. Si nous eussions calculé le rapport de l'azote uréique à l'azote total, véritable cœfficient d'oxydation, il est vraisemblable que nous eussions obtenu un pourcentage plus élevé. Il y a donc dans notre calcul des éléments dont il faut tenir compte pour apprécier à leur valeur, les renseignements que le rapport tel qu'il est établi peut nous donner sur le degré des oxydations azotées.

2

Tableau des FORMULES URINAIRES recueillies chez quinze malades.

OBSERVATIONS	VOLUME	DENSITÉ	MATÉRIAUX solides	URÉE	ACIDE phosphorique	RAPPORT centésimal DE L'URÉE aux solides	RAPPORT de pho' A URÉE
Observation I. Poids : 52 kilos.	(1) 936	1018	40.87	23.92	2.08	58.°/₀	9.30.°/₀
	(2) 850	1022	27.72	14.75	1.30	53.°/₀	8.80.°/₀
	(3) **1100**	1018	**46.15**	**22.00**	**1.85**	48.°/₀	8.40
Observation II. Poids : 41 kilos.	735	1018	32.22	18.86	1.65	58.°/₀	9.30.°/₀
	800	1016	29.82	15.30	1.28	51.°/₀	8.30
	930	1015	**32.45**	**16.80**	**1.70**	50.°/₀	**10.**°/₀
Observation III. Poids : 49 kilos.	882	1018	38.51	22.54	2.15	58.°/₀	9.30.°/₀
	1100	1015	39.40	21.65	2.70	55.°/₀	13.°/₀
	1160	1015	**40.54**	**22.30**	2.50	55.°/₀	11.20.°/₀
Observation IV. Poids : 59 kilos.	1016	1018	44.80	26.22	2.06	58.°/₀	9.30.°/₀
	1250	1014	40.77	20.90	3.35	51.°/₀	16.°/₀
	1400	1012	**41.94**	**25.10**	2.75	**59.**°/₀	10.90.°/₀
Observation V. Poids : 59 kilos.	1062	1018	43.37	27.16	2.60	58.°/₀	9.30.°/₀
	1200	1015	41.94	23.80	1.45	56.°/₀	6.°/₀
	1480	1016	**55.17**	**29.10**	**2.57**	53.°/₀	**8.80.**°/₀
Observation VI. Poids : 64 k. 200.	1155	1018	50.07	29.53	2.82	58.°/₀	9.30.°/₀
	1210	1018	50.74	21.86	2.96	43.°/₀	13.50.°/₀
	1170	**1020**	**64.52**	**29.72**	**3.14**	**46.**°/₀	10.50.°/₀
Observation VII. Poids : 66 k. 300.	1193	1018	52.11	30.50	2.91	58.°/₀	9.30.°/₀
	980	1017	38.80	19.28	2.63	50.°/₀	13.60.°/₀
	1160	**1018**	**48.65**	**23.17**	1.92	48.°/₀	8.30.°/₀
Observation VIII. Poids : 63 k. 700.	1146	1018	50.08	29.30	2.80	58.°/₀	9.30.°/₀
	1400	1018	58.31	31.46	2.75	51.°/₀	8.70.°/₀
	1450	1018	**60.71**	28.90	2.64	47.°/₀	9.°/₀
Observation IX. Poids : 76 kilos.	1368	1018	59.73	34.96	3.30	58.°/₀	9.30
	1060	1018	41.98	17.52	3.10	41.°/₀	17.70.°/₀
	1320	1016	**49.20**	**18.16**	2.34	38.°/₀	12.80.°/₀
Observation X. Poids : 55 kilos.	990	1018	43.23	25.30	2.42	58.°/₀	9.30.°/₀
	850	1019	37.57	16.85	2.96	45.°/₀	17.°/₀
	1270	1015	**43.38**	**22.10**	2.40	**50.**°/₀	10.80.°/₀
Observation XI. Poids : 62 k. 300.	1121	1018	48.95	28.65	2.74	58.°/₀	9.30.°/₀
	1450	1020	67.57	40.12	3.36	59.°/₀	8.40.°/₀
	1460	1019	64.65	39.00	3.38	**60.**°/₀	8.80
Observation XII. Poids : 53 k. 200.	957	1018	46.70	24.47	2.34	58.°/₀	9.30.°/₀
	1180	1018	49.48	26.50	3.41	53.°/₀	12.90.°/₀
	1080	**1019**	47.80	26.30	3.05	**55.**°/₀	11.60.°/₀
Observation XIII. Poids : 68 kilos.	1124	1018	53.31	31.28	3.19	58.°/₀	9.30.°/₀
	1160	1016	43.24	25.10	3.00	58.°/₀	12.°/₀
	1520	1015	**53.11**	**27.70**	2.96	51.°/₀	10.80.°/₀
Observation XIV. Poids : 57 k. 100.	1027	1018	44.73	26.26	2.51	58.°/₀	9.30
	1230	1014	40.11	16.35	1.70	45.°/₀	10.60.°/₀
	1200	**1017**	**47.52**	**21.35**	**1.92**	45.°/₀	9.°/₀
Observation XV. Poids : 63 kilos.	1134	1018	49.51	28.78	2.37	58.°/₀	9.30.°/₀
	1050	1014	40.75	17.42	1.60	42.°/₀	9.40.°/₀
	1500	1014	**41.94**	**23.56**	**2.18**	56.°/₀	9.20.°/₀

(1) Formule normale obtenue à l'aide du poids et des coefficients vicologiques.
(2) Formule urinaire avant le traitement thermal.
(3) Formule urinaire avant le départ de la malade. — Les chiffres en caractères gras indiquent l'augmentation de l'élément urinaire.

Par contre, l'acide phosphorique est en diminution 53 fois sur 100 ; et on note l'abaissement du rapport phosphaturique dans 10 observations, c'est-à-dire plus de 66 fois sur 100. Il faut donc admettre que la désintégration des organes riches en phosphore, s'est généralement diminuée par rapport à celle des tissus exclusivement azotés. Cependant quelle que soit l'intensité de cette dernière, elle n'en coïncide pas moins fréquemment avec une augmentation du poids du corps, conséquence du relèvement de l'assimilation nutritive, et indication de premier ordre chez les femmes métropathiques, où par suite de la fréquence de troubles digestifs et nerveux, les fonctions d'assimilation ont subi de graves atteintes.

Il semble donc, en face de ces données, que les eaux de Saint-Nectaire, par leurs actions thérapeutiques, se rapprochent beaucoup plus des eaux chlorurées que des bicarbonatées sodiques, bien que les principes constituants de ces deux classes d'eaux minérales y soient représentés en quantités à peu près équivalentes. De tous temps, d'ailleurs, l'expérience clinique a revendiqué, pour la cure de St-Nectaire, les affections qu'on soigne habituellement aux eaux chlorurées sodiques ; toutes celles qui ressortissent, de près ou de loin, à la diathèse lymphatique ; qui réclament, en même temps qu'une médication générale contre l'état constitutionnel, des actions locales résolutives destinées à combattre les exsudats qui encombrent les tissus conjonctifs et fibreux ; toutes celles enfin, où, le sujet étant fatigué et incapable de réagir, il conviendra de relever chez lui l'activité des échanges, de stimuler les oxydations, de tonifier le système nerveux et de faire pencher la balance nutritive du côté de l'assimilation.

A ce point de vue, les eaux de Saint-Nectaire méritent d'être rapprochées de celles de la Bourboule, et c'est ce rapprochement que nous établissons ci-dessous, en nous appuyant sur les chiffres publiés en 1890, dans le rapport du docteur Cathelineau, stagiaire aux eaux minérales. Cet expérimentateur, étudiant l'action du bain de Saint-Nectaire sur la chimie des échanges, obtient les résultats suivants que nous mettons en face de ceux qui figurent dans le travail du docteur Heultz sur l'action du bain de La Bourboule.

ACTION COMPARÉE des Bains de Saint-Nectaire et de La Bourboule, sur le chimisme urinaire.

	BAINS DE SAINT-NECTAIRE		BAINS DE LA BOURBOULE	
	Avant	Après	Avant	Après
Volume...............	1083	1515	1440	1680
Résidu fixe..............	56.29	69.86	67.10	70.45
Azote total.............	17.23	23.07	16.39	20.24
Azote uréïque...........	14.27	20.65	13.85	17.42
Urée..................	30.89	44.66	29.80	37.25
Acide urique...........	0.74	1.79	0.74	0.93
Coefficient d'oxydation....	85.$^\circ$/$_\circ$	89.7.$^\circ$/$_\circ$	84.5.$^\circ$/$_\circ$	86.7.$^\circ$/$_\circ$
Acide phosphorique........	4.96	5.54	3.52	3.66
Chlorures..............	14.43	15.45	16.10	18.78
$\frac{Pho^5}{Azote}$ total	28 $^\circ$/$_\circ$	24.$^\circ$/$_\circ$	21.$^\circ$/$_\circ$	18.$^\circ$/$_\circ$
Poids du corps..........	72 kilos.		78 kilos.	

Comme on le voit dans ce tableau, tous les éléments de l'urine se trouvent augmentés de part et d'autre, à l'exception du rapport phosphaturique, en diminution dans les deux expériences.

Mais pour serrer de plus près l'analogie de ces médications avec celle de la balnéation chlorurée sodique, et sans vouloir cependant tirer des conclusions rigoureuses, d'après les chiffres obtenus par deux expérimentateurs placés dans des conditions différentes, nous avons cru de quelque intérêt de

réunir dans un même tableau, la variation des éléments urinaires sous l'influence de ces trois médications. Ces calculs
ont été établis par 24 heures, et par kilog. de poids, en pre-
nant comme terme de comparaison les chiffres qui dans
l'étude du professeur Robin correspondent aux bains dits
1/2 sel, c'est-à-dire à 12 0/0.

*TABLEAU COMPARATIF des variations dans les éléments
urinaires par kilog. de poids et par 24 heures.*

DÉSIGNATION DES ÉLÉMENTS	SAINT-NECTAIRE	LA BOURBOULE	B. chloruré sodique à 12. 0/0
Volume	+ 40.0/0	-|- 16.0/0	-|- 25.0/0
Matériaux solides	+ 24.0/0	-|- 5.0/0	-|- 76.0/0
Azote total	+ 33.0/0	-|- 23.8.0/0	+ 12.5.0/0
Azote incomplet oxydé	— 4.80.0/0	-|- 12.5.0/0	-|- 6.8.0/0
Urée	+ 44.50.0/0	-|- 24.8.0/0	-|- 13.9.0/0
Acide urique	+ 142.0/0	-|- 16.0/0	-|- 38.7.0/0
Coefficient d'oxydation azotée	+ 5.50°/0	-|- 2.60.0/0	-|- 0.9 0/0
Chlorures	+ 7.0/0	-|- 16.8.0/0	-|- 4 7.0/0
Rapport $\frac{Pho^s}{Azote}$ total	— 6.0/0	— 14.0/0	— 2.3.0/0
Pho^s	-|- 14.70.0/0	+ 4.5.0/0	-|- 8.8.0/0

Encore une fois ces chiffres dans les conditions d'expéri-
mentation où ils ont été réalisés, appellent de nouvelles re-
cherches. Il n'en existe pas moins une analogie frappante
entre ces trois ordres de cures balnéaires, au point de vue des
modifications qu'elles impriment à la vie des éléments cellu-
laires et aux déchets de la nutrition.

*
* *

Il est maintenant facile de voir combien les eaux de Saint-Nectaire s'appliquent heureusement à la cure des malades atteintes de troubles utérins, et peuvent corriger et ramener à la normale leur nutrition déviée ou ralentie.

Chez la plupart de ces malades en effet, que l'on invoque une prédisposition constitutionnelle due fréquemment au lymphatisme, que la cause réside uniquement dans l'état d'anémie et de neurasthénie où elles sont tombées par le fait de leur affection génitale, on est amené à constater cette nutrition réellement insuffisante, caractérisée par une diminution générale des éléments urinaires, et dont le chimisme rappelle celui des maladies cachectisantes et des organismes en état de déchéance.

C'est ainsi que, d'après nos quinze observations, et en essayant de comparer l'analyse d'arrivée avec les chiffres établis d'après les cœfficients urologiques et le poids individuel, on trouverait plus de 80 0/0 de ces malades avec un chiffre d'urée inférieur à la normale, et un abaissement du rapport de l'urée aux matériaux solides. D'un autre côté, l'état d'affaiblissement du système nerveux cadre bien avec cette usure pathologique des tissus riches en phosphore, comme en témoigne, dans 60 0/0 des cas, l'élévation du taux de l'acide phosphorique et du rapport phosphaturique. Bien que le type caractérisé par un abaissement du coefficient d'oxydation coïncidant avec une élévation du rapport phosphaturique, soit celui qui se présente le plus souvent, on peut trouver des malades avec un type de nutrition plus ou moins accélérée, avec des chiffres s'élevant au-dessus de la normale, comme nous le voyons dans les observations III, XI, XII. L'une de ces malades (obs. XI), avec des urines abondantes en sédiments, et 40 grammes d'urée par 24 heures, verse dans l'azoturie; une autre dans les mêmes conditions, présente une élimination exagérée d'acide phosphorique; toutes s'offrent à l'observation, avec les attributs principaux du neuro-arthritisme; tantôt azoturiques ou phosphaturiques, parfois uricémiques, et chez lesquelles la cure de Saint-Nectaire est toujours difficile à conduire et paraît souvent contre-indiquée. Le tempérament neuro-arthritique de ces malades est d'ailleurs caractérisé chez deux d'entr'elles, par des manifestations assez intenses de colite muco-membraneuse.

Il est en effet à présumer que si les affections utérines, par les troubles nerveux et circulatoires qu'elles engendrent dans leur sphère, ou à distance, peuvent aider à la production de l'affection intestinale, c'est à la condition que le sujet présente une susceptibilité particulière, susceptibilité qu'il semble puiser dans cette sorte d'état constitutionnel. Les résultats ont d'ailleurs été médiocres chez nos deux malades, ainsi qu'on peut le voir par la lecture de leurs observations, et la clinique est venue, pour cette fois encore, confirmer la théorie.

Toutefois dans l'observation III qui semble se rapporter à la même formule urologique, le traitement était bien supporté et la malade a augmenté de 2 kilos. Mais en réalité ce qui dominait ici c'était moins la gravité de l'état local, qu'un état de névropathie greffé sur un fonds d'anémie, avec élévation du rapport phosphaturique qui, sous l'influence de la cure, est passée de 13 à 11 0/0.

*
* *

Ainsi donc au point de vue de l'état général constitutionnel ou acquis, quand il s'agit de tempérament lymphatique, et du mode nutritif de la plupart des femmes atteintes de métrite, la cure de Saint-Nectaire réalise les principales indications qu'on est en droit de demander à un traitement hydro-minéral. Elle constitue une *médication anti-diathésique* de premier ordre lorsqu'elle s'adresse à ces états lymphatiques, ou aux hybridités si fréquentes de cette diathèse avec l'arthritisme. C'est de plus une *médication tonique et reconstituante,* grâce à son action d'épargne sur le système nerveux, indiquée par l'abaissement du rapport phosphatu-

rique, et aussi parce que en sa qualité de lymphe minérale, l'eau de Saint-Nectaire prise en boisson, est admirablement appropriée à la reconstitution des milieux intérieurs. Véritable traitement sérothérapique, susceptible de fournir au plasma sanguin les matériaux nécessaires à la rénovation de ses hématies, et au sérum ses propriétés normales, sans lesquelles les hématies ne peuvent accomplir leur évolution physiologique. Ce sont là ces remarquables propriétés qui conduisirent le professeur Gübler à utiliser ces eaux dans le traitement de quelques dyscrasies sanguines, et en particulier de l'albuminurie. — « Non seulement, dit-il, elles réparent
» les pertes des sels neutres du sérum, et activent l'hématose,
» mais encore par le surcroît de richesses minérales qu'elles
» apportent, elles augmentent la capacité du sérum pour
» l'albumine, diminuent l'excès de cette substance protéïque,
» et en arrêtent le départ par les différentes voies d'élimina-
» tion. »

De plus, leurs effets *eupeptiques* les rendent, en quelque sorte supérieures à la balnéation chlorurée sodique ou bourboulienne. Si, comme ces dernières, la balnéation à Saint-Nectaire élève le taux des oxydations interstitielles et facilite ainsi, en les rendant plus solubles, l'élimination des principes toxiques qui encombrent les tissus, l'eau administrée en boisson seconde admirablement les effets du traitement externe, puisque à son tour elle contribue à tarir une des sources les plus fécondes en produits toxiques, je veux parler des auto-intoxications d'origine gastro-intestinale.

Sagement administrée, elle ramène l'appétit, excite la sécrétion chlorhydrique et la motricité de l'estomac, en même temps qu'elle diminue rapidement les fermentations secondaires (lactique, butyrique, etc.), assurant ainsi aux substances alimentaires une utilisation plus complète et à l'assimilation son physiologisme normal.

Toutes ces actions concourent donc au même but, au remontement général de l'économie tout entière, de manière à la rendre triomphante dans sa lutte contre l'invasion ou la pullulation microbienne d'origine génitale.

Quant aux actions que ces eaux exercent sur l'état local, elles ne sont guère contestables et peuvent être ramenées à deux principales : elles sont surtout *résolutives* et *anticatarrhales*.

La démonstration de leurs qualités résolutives découle naturellement des considérations précédentes, qui nous ont permis d'établir un rapprochement si frappant entre les bains de Saint-Nectaire et les bains chlorurés sodiques. Elles éclatent pour ainsi dire aux yeux, lorsqu'il s'agit de ces empâtements périarticulaires d'origine rhumatismale des périostites, ou des engorgements ganglionnaires du lymphatisme. Elles s'exercent, en réalité, dans des conditions identiques, sur les exsudats hyperplasiques qui ont envahi les espaces interfasciculaires du muscle utérin, la gaîne des vaisseaux lymphatiques et le paramétrium lui-même, avec, comme conséquence, ces troubles de la circulation locale qui entretiennent ou développent le catarrhe, l'engorgement, les déviations de l'organe malade.

Cette action *résolutive* ne va pas sans une excitation plus ou moins marquée de tout l'organisme et de la sphère génitale en particulier. La circulation devient plus active, les phénomènes de gêne et de pesanteur dans le bassin s'accentuent parfois pendant quelques jours, et si, comme le disait si bien le docteur Vernière, le traitement ne se trouve pas être en rapport exact avec l'impressionnabilité du sujet et le degré de chronicité de la maladie, la congestion passagère qu'il détermine et qui doit activer le travail de résolution, peut donner lieu à des douleurs trop vives, à des crises de dysménorrhée, plus rarement à des hémorrhagies ou à des réactions franchement inflammatoires.

Sans aller jusqu'à prétendre, comme l'ont fait quelques médecins pour les eaux des Pyrénées, que les eaux de Saint-Nectaire ont sur la fibre utérine une action comparable à celle

du seigle ergoté ou de l'électricité, il est certain qu'elles la tonifient et provoquent ses contractions; de là résultent des
règles plus faciles ou leur instauration dans les cas d'aménorrhée par asthénie; de là surtout un écoulement plus
rapide des produits de sécrétion, une sorte de détersion
intra-utérine plus réellement efficace que la plupart des injections qu'on peut faire à l'intérieur de cet organe.

Mais pour que cette action soit utile et ne tourne pas au
détriment de la malade, en ramenant quelque complication
du côté des annexes, il faut que le col soit largement perméable, et que l'écoulement des sécrétions pathologiques
puisse se faire facilement au dehors sous l'influence de ces
contractions. C'est dans ces cas qu'un certain nombre de
malades constatent, dès la fin du premier septenaire de la
cure et pendant le second, une abondance plus considérable
de la sécrétion, qui se modifie en même temps dans son aspect
et sa consistance, et se rapproche peu à peu de la nature des
sécrétions muqueuses. C'est d'ailleurs tout ce que nous avons
observé qui puisse rappeler l'hydrorrhée thermale décrite
par le docteur Caulet de Saint-Sauveur.

L'élément catarrhal est même, parmi les symptômes variés
des gynécopathies, celui qui disparaît, non pas avec le plus de
rapidité, mais le plus sûrement sous l'influence des pratiques
thermales de Saint-Nectaire.

Il me paraît tout aussi difficile de donner de ce fait une
explication rigoureuse, qu'il est facile d'en constater l'existence. J'avais cependant été frappé au début de ma pratique
dans cette station, de cette particularité que les employés des
salles de douches et de bains se plaignaient de la sécheresse
de leurs muqueuses nasale et pharyngienne; *ils ne mouchent
pas*. Dans sa vulgarité ce fait était d'autant plus significatif
que nous le constations chez les employés qui, au Mont-Dore
et dans l'exercice des mêmes fonctions, n'avaient pas éprouvé
le même symptôme. D'un autre côté, le docteur Coutaret, de
Roanne, qui a spécialement étudié l'action des eaux de Saint-

Nectaire dans les affections des voies digestives, a signalé les
bons effets de l'eau chaude de Saint-Cézaire sur le catarrhe
de l'arrière-gorge, et les résultats obtenus dans quelques
cas d'otite chronique témoignent encore en faveur de cette
action. Quelques auteurs ont essayé de la rattacher au chlorure de sodium qui, pris à l'intérieur, s'éliminerait par les
différents mucus, exerçant ainsi son action topique sur les
muqueuses vaginale et utérine. La présence du fer dans ces
eaux et les propriétés astringentes de ce corps, avaient fait
considérer par Aran les eaux ferrées comme les plus indiquées et les plus efficaces dans les catarrhes de la matrice.
Faut-il faire intervenir avec le docteur Jules Félix (1) le rôle
antifermentescible et antibaccillaire des silicates, que les dernières analyses de ces eaux révèlent à la dose de 0,14 centig.
par litre? L'impossibilité où l'on est pour l'instant de résou-
dre ces questions, montre combien est sage et encore de mise
la doctrine qui envisage les eaux minérales comme un médi-
cament à part, dont les propriétés, sans pour cela faire
abstraction des principes chimiques qui les constituent, sont
dues, bien moins à tel ou tel de ces principes, qu'au tout
inséparable résultant de leur ensemble (2).

Toutefois nous devons signaler ici l'action topique de
l'acide carbonique sur les ulcérations du col et les sécrétions
mucopurulentes qui les accompagnent. C'est le docteur Goin,
de Saint-Alban, qui le premier utilisa en France cet agent,
non seulement pour ses propriétés sédatives et anesthésiques,
mais encore pour son action anticatarrhale et cicatrisante.
L'intéressante monographie du docteur Thibaut, ancien
médecin consultant à Saint-Nectaire, sur les applications

(1) Annales d'hydrologie et Congrès d'hygiène de Madrid (1898).

(2) L'importante communication de M. Frenkel à la Société d'hydrologie, dans
sa séance du 24 novembre dernier, permet peut-être d'espérer la solution de
quelques-uns de ces problèmes par la nouvelle méthode d'analyses des Eaux minérales d'après la théorie des sels dissociés.

médicales de l'acide carbonique, a parfaitement montré tout le parti qu'on pourrait en tirer dans plusieurs stations d'Auvergne, où il se dégage en abondance de l'eau minérale. Mais c'est surtout au docteur Vernière que Saint-Nectaire est redevable de l'usage quotidien qu'on y fait des eaux dites *carbogazeuses*, dans le traitement des affections utérines. Et ce qui semblerait bien montrer l'importance de ce gaz dans l'action thérapeutique de l'eau minérale, c'est que c'est par l'usage des sources où il est le plus abondant, comme le *Gros-Bouillon* aux Bains Romains, que l'on obtient les résultats les plus favorables.

C'est aussi dans cet ordre d'idées qu'on peut signaler la faveur dont jouissait autrefois la source Pauline d'une température de 32°, mais très riche en gaz. Elle était exclusivement employée sur le griffon même aux irrigations utéro-vaginales. Personnellement j'ai eu à me louer des résultats obtenus dans quelques cas d'ulcères rebelles du col par l'emploi des douches de gaz carbonique pur. Le docteur Vernière les a prescrites également contre les accidents dys-ménorrhéiques qu'exagère parfois la congestion due au traitement thermal. Il serait cependant inexact de conclure, de l'abondance de ce gaz dans les eaux de Saint-Nectaire et de ses effets anesthésiques, à une action véritablement séda-tive de la cure. Bien que le traitement y soit facilité par une gamme précieuse dans la température des sources et des bains, permettant d'éviter ainsi dans beaucoup de circons-tances ce qu'on est convenu d'appeler la *poussée* ou *fièvre thermale*, on n'en constate pas moins un certain degré de stimulation, une circulation plus énergique, se traduisant par un retour anticipé des règles, le réveil passager d'an-ciennes douleurs disparues, l'exaspération de celles qui existent, etc. Lorsque celles-ci sont sous la dépendance de la diathèse rhumatismale, ou de lésions locales susceptibles de s'améliorer par le traitement thermal, on peut alors recon-naître à ces eaux des propriétés indirectement sédatives. Il en sera de même, lorsque par leurs actions toniques et en vertu du vieil adage : « *Sanguis moderator nervorum,* » elles auront remonté un organisme affaibli, chez lequel les troubles névropathiques traduisaient uniquement la pauvreté et l'insuffisance de la sanguification.

Mais il est prudent d'écarter de Saint-Nectaire et de diriger ailleurs toute cette catégorie de neuro-arthritiques, à algies mobiles ou fugaces, à manifestations éréthiques, congestives ou spasmodiques, qui les rapprochent des pseudo-hystériques et des fausses utérines dont parfois les névralgies pehiennes ou la colite muco-membraneuse constituent la véritable affection.

« Chez ces malades le plus souvent ces névralgies ont
» précédé les phénomènes inflammatoires des organes du
» petit bassin, et après avoir présidé à leur naissance, elles
» leur survivent et s'établissent pour longtemps dans l'éco-
» nomie, marquant de la sorte la première et la dernière
» étape de ces phénomènes, dont le bassin est le douloureux
» théâtre (1). »

(1) *Traité des névroses d'Axenfeld,* 2e édit., par le docteur Huchard (1857).

CHAPITRE III

Technique du traitement thermal dans les affections utérines.

Ainsi qu'on peut le voir par les observations qui figurent à la suite de ce travail, c'est presque toujours après avoir subi des traitements locaux, plus ou moins prolongés, que les malades sont dirigées sur les stations thermales. Et c'est une pratique dont les médecins hydrologues ne doivent que se louer, puisqu'elle est en quelque sorte pour eux, un garant de la chronicité de la maladie, et par conséquent de l'atténuation, sinon de la disparition complète des germes infectieux qui ont présidé à son évolution. C'est seulement, en effet, lorsque l'inocuité des foyers microbiens paraît établie, et que les lésions présentent, depuis quelque temps déjà, des signes de torpidité, qu'on est en droit d'espérer d'un traitement thermal actif, des résultats réellement satisfaisants. D'ailleurs la plupart des médecins qui ont observé dans les stations à spécialité gynécologique, s'accordent à reconnaître que les métrites antérieurement soumises à des traitements locaux s'améliorent beaucoup plus vite sous l'influence de la médication thermo-minérale.

D'autres médecins comme le Dr Desnos et le Dr Martineau en particulier, dans son traité des maladies de l'utérus, ont également insisté sur cette préparation à la cure thermale; et enfreindre ce précepte, en commençant trop hâtivement cette cure, c'est s'exposer à des redoublements inflammatoires qu'explique bien l'action excitante de la plupart de ces eaux.

Bien que le traitement thermal n'ait pas partout une forme

identique pour les malades de cette catégorie, et qu'il faille toujours le mettre en rapport avec les susceptibilités individuelles et les indications particulières qui peuvent se présenter, on peut dire avec Durand-Fardel que le bain constitue la base du traitement des affections gynécologiques. On a recommandé pour cette cure l'emploi des bains de piscines, et celles-ci sont d'ailleurs convenablement installées au grand Établissement de Saint-Nectaire-le-Bas. Néanmoins leur usage n'a pas prévalu, car il nous a toujours paru difficile, sinon impossible, de faire suivre ainsi à des malades se baignant en commun le traitement accessoire que chacune d'elles peut suivre sans aucune contrainte dans une cabine individuelle.

BAINS. — Il est de tradition à Saint-Nectaire de prescrire de préférence l'usage des Bains Romains alimentés par la source du *Gros-Bouillon* dont la température au griffon est exactement de 35° 2. On a ainsi, selon le plus ou moins de distance de la source aux différentes baignoires, des bains d'une température qui varie de 34° 5 à 32°. Ce sont, comme on le voit, des bains tempérés dont l'eau par conséquent se trouve plus riche en acide carbonique que les sources chaudes du Grand Établissement. Bien que ce soient là des conditions qui les rendent éminemment propres au traitement des maladies qui nous occupent, un certain nombre de personnes, assez rares il est vrai, rhumatisantes ou lymphatiques (un cas d'azoturie), trouvent ces températures insuffisantes. Elles ont des frissons dans le bain, une réaction difficile, une certaine appréhension de voir s'exagérer leurs douleurs rhumatismales, et dans ce cas force est bien de recourir aux bains du Grand Établissement dont la température va de 35° à 39°.

Mais dans l'un comme dans l'autre, les bains sont généralement courts, surtout au début, et ne dépassent guère 20 minutes. Plus tard, ils peuvent atteindre une demi-heure à une heure de durée. Le bain prolongé tel qu'on le pratique à Néris et dans quelques autres stations n'est guère usité à Saint-

Nectaire, par la crainte que l'on a de produire une trop grande excitation thermale. Cependant dans un cas de salpingo-ovarite très ancienne, avec reliquats de périmétrite et d'abcès pelvien, j'ai pu employer avec avantage des bains d'une heure et demie de durée, pendant une dizaine de jours, et sans provoquer aucun incident désagréable. C'est là une question d'idiosyncrasie de la part des malades et de dosage dans la température des bains. Selon les indications, on donne les bains à *eau dormante* ou à *eau vive*. Ces derniers, dits encore à eau courante sont surtout employés aux Bains Romains tant à cause de l'abondance de la source que de sa température native qui facilite singulièrement ce mode d'administration. On obtient ainsi des bains plus gazeux, plus toniques et d'une température toujours égale. Le bain acidulé qu'on prend dans le même établissement diffère des précédents, en ce qu'on fait arriver au fond de la baignoire et sur toute sa circonféfence un courant de gaz carbonique pur qui se dégage en bulles innombrables venant se fixer à la peau comme autant de petites ventouses. Mais quel que soit l'établissement et le genre de balnéation choisis, il est de règle générale de prendre le bain avec le spéculum grillagé. L'action locale de cette eau minérale sur les ulcérations du col et les sécrétions morbides est un fait indéniable. L'on sait d'un autre côté que sans cet instrument l'eau du bain ne dépasse pas les parties génitales externes. C'est ce qu'a démontré depuis longtemps le Dr Gueneau de Mussy en retirant intact de la cavité vaginale d'une malade à qui il avait prescrit un bain sulfureux un tampon de ouate imbibé d'une solution acéto-plombique.

IRRIGATIONS VAGINALES. — A ce bain local s'ajoutent dans beaucoup de cas, les irrigations vaginales. Celles-ci se prennent à l'aide d'une canule adaptée à un tube de caoutchouc qui se fixe sur un conduit spécial d'eau minérale. La caractéristique de ces injections, c'est que l'eau qui les alimente est captée à l'œil même de la source, et contient une grande quantité d'acide carbonique. La pression de ce jet correspond à une hauteur de deux mètres environ, mais on comprend très bien que la percussion en soit considérablement affaiblie par le liquide qui baigne la cavité vaginale, à travers le spéculum. C'est cette douche que le Dr Coutaret appelait douche ondulée par opposition à la suivante :

Celle-ci se prend en dehors du bain, la malade étant placée dans la position obstétricale, ou simplement assise sur un bidet possédant un robinet d'arrivée auquel s'adapte la canule vaginale, et un second robinet de vidange. Parfois la quantité d'acide carbonique est tellement abondante que l'écoulement de l'eau devient intermittent, et alterne pendant quelques secondes avec une véritable douche d'acide carbonique pur. On obtient ou on supprime cette disposition, en fermant ou en ouvrant à volonté des robinets latéraux de dégagement.

Une précaution très essentielle à propos de ces dernières irrigations, c'est de ne les prescrire que dans les cas d'affections tout à fait torpides, et exceptionnellement dans les lésions périutérines, d'en surveiller de très près l'emploi et la durée qui ne doit guère dépasser 5 à 6 minutes. Alors que les irrigations dans le bain avec le spéculum, sont généralement bien supportées et amènent rarement de la douleur, celles-ci ont une action plus énergique, provoquant parfois des coliques utérines, et des irradiations douloureuses dans le bas-ventre et la région lombaire.

DOUCHE RECTALE. — La douche rectale bien que convenablement installée au Grand-Établissement de Saint-Nectaire, n'a pas ici toute l'importance que lui ont donnée les médecins de Saint-Sauveur et de Luxeuil. La cabine se compose de deux sièges séparés par un intervalle de 0^m 50 environ ; au centre d'une de ces cuvettes se trouve un embout conique de cuivre sur lequel on fixe la canule rectale. Une vis de pression à portée de la malade ouvre et ferme le jet, on en modère la force à volonté. Cette douche, d'une température de 32° à 35°, est administrée durant un temps qui varie d'une à cinq ou six minutes, selon qu'elle est intermittente et répétée, ou continue et forcée. C'est généralement ce dernier système emprunté à la technique du Dr Caulet qui m'a donné les meilleurs résultats dans quelques cas de pelvipéritonite avec constipation opiniâtre, et où les irrigations vaginales pouvaient ne pas être sans inconvénients. Avec cette manière de procéder, il faut que l'employée ou la malade elle-même ferme le robinet de la douche lorsque les premiers besoins de défécation se font sentir, annonçant la réplétion du rectum et la prochaine contraction de celui-ci, pour ne l'ouvrir à nouveau que lorsque la tolérance intestinale paraît rétablie par la décharge du rectum dans les parties supérieures du gros intestin. De cette manière le liquide n'arrive dans toute l'étendue des côlons qu'en plusieurs temps et comme par étapes, produisant une série de contractions successives et de mouvements péristaltiques et antipéristaltiques qui ne laissent pas d'être parfois douloureux. Cette douche qui paraîtrait également indiquée dans les cas compliqués de colite muco-membraneuse, ne nous a pas donné dans ces affections les résultats qu'on pouvait espérer. Mais il faut noter que le tempérament neuro-arthritique qui leur sert généralement de substratum n'entre guère dans les attributions thérapeutiques des eaux de Saint-Nectaire.

HYDROTHÉRAPIE. — Le traitement externe peut être complété par des douches chaudes révulsives ou par l'hydrothérapie générale, douches écossaises ou douches froides, chez certaines malades qui supportent mal les bains et pour lesquelles l'hydrothérapie sagement prescrite a plus de chances de réussir.

DOUCHES GAZEUSES. — Quant aux douches locales de gaz, leur emploi à Saint-Nectaire se borne dans cet ordre de faits, à quelques cas où l'élément douloureux serait assez

intense pour empêcher l'application du traitement ordinaire.
On les utilise encore dans les cas d'aménorrhée par atonie et
pour seconder l'action des irrigations sur les ulcérations rebelles du col.

BOISSON. — Je n'ai pas à insister ici sur l'usage de l'eau
en boisson si couramment employée pour relever les fonctions
digestives et combattre l'anémie si fréquente chez ces malades. Cette médication n'a rien de spécial au traitement des
affections gynécologiques. Selon l'état présumé des secrétions
gastriques et les symptômes observés, on prescrit tantôt les
eaux froides, gazeuses et ferrugineuses des sources du *Dolmen*
ou des *Dames*. Tantôt au contraire ce sont les sources chaudes
de *Saint-Cézaire* ou du *Gros-Bouillon*, que les malades
prennent une heure ou une demi-heure avant les principaux
repas. Ainsi administrées, ces dernières eaux augmentent la
secrétion chlorhydrique de l'estomac, et si l'on se trouve en
face de dyspepsies hypersthéniques elles peuvent provoquer
des gastralgies, du pyrosis, de l'embarras gastro-intestinal
avec constipation, et aggraver ainsi les symptômes dont se
plaignait la malade. Leur emploi demande donc pendant les
premiers jours une surveillance quotidienne afin de pouvoir
le suspendre au besoin.

Tel est l'ensemble des pratiques balnéothérapiques usitées
à Saint-Nectaire dans le traitement des gynécopathies. Elles
sont ici admirablement secondées par un climat d'altitude
qui n'a rien d'excessif, et qui joint son action toni-sédative à
celle du traitement thermal, par un séjour dans une station
tranquille que n'ont pas encore envahie les exigences de l'éti-
quette dont les femmes sont trop souvent esclaves, et enfin
par une hygiène alimentaire que la présence des albuminuriques a considérablement développée dans notre station, au
grand bénéfice des autres malades.

La médication de Saint-Nectaire reste donc par cet ensemble
de moyens l'un des plus puissants agents de cette thérapeu-

tique pacifique et modeste dont parle notre maître le Dr Doléris, « thérapeutique qui sans nous détourner de l'action chi- « rurgicale là où elle est réellement justifiée, nous impose « une conception mieux entendue de certains accidents, et « nous émerveille souvent en raison de ses effets » : s'ils ne sont pas toujours décisifs, ils ont au moins le rare mérite de préparer ou d'achever des guérisons restées jusque-là incertaines.

CONCLUSIONS

1° Par le nombre et l'importance des sources, par la variété de leur gamme thermique et l'heureuse proportion des éléments qui entrent dans leur constitution, les eaux de Saint-Nectaire occupent un rang des plus importants dans la classe des eaux minérales *chlorurées-bicarbonatées* ;

2° Leur action générale sur la nutrition présente une analogie frappante avec celle de la balnéation chlorurée sodique ; elle est caractérisée par une suractivité imprimée aux échanges organiques, une élévation du taux des oxydations azotées et une diminution du rapport phosphaturique traduisant une action d'épargne sur les tissus riches en phosphore ;

3° Leur action *eupeptique,* en rétablissant rapidement les fonctions digestives, tarit la source des auto-intoxications intestinales et favorise l'assimilation nutritive ;

4° Ces actions thérapeutiques permettent d'appliquer avec succès la cure de Saint-Nectaire au traitement général des femmes atteintes d'affections génitales, et chez lesquelles on est appelé à constater, sous l'influence de causes multiples, une véritable insuffisance nutritive qui peut aller jusqu'à la déchéance organique ;

· 5° Leurs propriétés *résolutives* et *anti-catarrhales* forment la base des indications tirées de l'état local ;

6° Admirablement appropriées aux constitutions lymphatiques plus ou moins entachées d'arthritisme, elles sont contr'indiquées chez les neuro-arthritiques et chez toutes les malades dont l'élément douloureux présente une importance qui n'est pas en rapport avec les lésions matérielles des organes pelviens ;

7° Le traitement consiste en bains tempérés plus ou moins courts avec spéculum à bain et irrigations vaginales. Selon les cas on utilise les douches de gaz, l'hydrothérapie générale et l'eau chaude ou froide en boisson.

CHAPITRE IV

OBSERVATIONS

Obs. I.

Ménorrhagies et leucorrhée chez une chlorotique albuminurique. — Guérison.

Louise C..., fille de chambre, âgée de 19 ans, a été réglée à 14 ans. En 1893, angine assez violente ; deux ans après, elle a été prise pendant la nuit, et à la suite de maux de tête, de convulsions de nature urémique, qui ont nécessité des applications de sangsues. L'examen des urines, pratiqué dans cette circonstance, décela une notable quantité d'albumine. Depuis cette époque, la malade éprouve une grande faiblesse, a pâli considérablement, ses règles sont très abondantes, arrivent tous les quinze jours et sont accompagnées de pertes blanches. Du reste aucun symptôme douloureux dans la sphère génitale, mais la malade présente un aspect chloro-anémique des plus prononcés ; l'appétit est diminué, capricieux (goût des grains de café grillé) ; la langue est bonne et les fonctions intestinales s'accomplissent régulièrement. Respiration normale ; palpitations et essoufflement à la marche, souffles anémiques dans les vaisseaux du cou ; légère hypertrophie thyroïdienne. Albumine dans les urines à la dose de 0,20 centigr. par litre. Vue normale, céphalée fréquente. Rien à noter du côté de la sensibilité ou de la motilité. La malade, d'une taille au-dessous de la moyenne, ne paraît pas avoir maigri et pèse 52 kilos.

TRAITEMENT. — Bains Romains quotidiens à eau courante à 34°, d'un quart d'heure de durée ; repos au lit après le bain ; quatre demi-verres par jour de la source André ou de la source des Dames en boisson. Après quinze jours de ce traitement, l'état de la malade s'était considérablement amélioré, et à sa grande surprise, les règles qui se montraient deux fois par mois, depuis longtemps, ne parurent qu'à leur date régulière et en quantité normale. L'albumine avait disparu des urines et une deuxième saison acheva de rétablir cette jeune fille.

Obs. II.

Endométrite et entérite chronique.
Amélioration.

Mme B..., 26 ans, réglée à 17 ans, a toujours été d'une santé delicate et souffre depuis l'enfance d'une diarrhée presque continuelle. Mariée à 21 ans, elle a commencé peu de temps après à avoir des règles plus abondantes, sans douleur, mais qui ont contribué, avec la diarrhée, à l'anémier profondément. Depuis un an, à la suite d'une carie dentaire. elle a conservé au-dessous du maxillaire inférieur, du côté droit, un engorgement ganglionnaire du volume d'un œuf de pigeon, dur, mais non sensible à la pression et n'apportant aucune gêne dans les mouvements.

Mme B... est de petite taille, très amaigrie, avec un teint légèrement terreux. L'appétit est peu marqué, la langue toujours sale à la base, surtout le matin. L'estomac paraît dilaté, le palper abdominal n'est pas douloureux, et on ne constate aucune hypertrophie du foie, de la rate ou des ganglions mésentériques. Au toucher, l'utérus est en rétroversion, mobile, non douloureux, avec un col dur et très conique. Au spéculum on aperçoit une muqueuse légèrement excoriée autour de l'orifice, qui laisse suinter un liquide visqueux et opaque. Les organes thoraciques et le système nerveux n'offrent aucune particularité à noter. A l'examen des urines, réaction assez nette de l'indican. La malade avait déjà fait deux saisons à Saint-Nectaire, sous la direction de mon regretté collègue le docteur Percepied, et dès la première année les règles avaient été très améliorées,

TRAITEMENT. — Dirigeant la médication autant en vue de l'état général et de l'entérite chronique que de l'affection utérine, je prescris, avec un régime approprié, 300 grammes d'eau de Saint-Cézaire à prendre en deux fois, dans la journée, une heure avant les repas, et 100 grammes de la source ferrugineuse de la Coquille, deux heures après le déjeuner de midi; un bain d'un quart d'heure à 35° au Grand Etablissement, avec spéculum à bain et irrigation vaginale pendant dix minutes. En même temps la malade se donnait une légère douche locale sur la tuméfaction ganglionnaire qui d'ailleurs n'a subi aucune modification appréciable pendant la cure. Les selles diarrhéiques ont continué à se produire, surtout le matin au lever. Le seul résultat positif a été la disparition du catarrhe du col. Cependant la malade est partie avec un appétit meilleur et une légère augmentation de poids après 26 jours d'un traitement interrompu pendant la période des règles qui a duré trois jours.

Obs. III.

Névropathie. — Dysménorrhée avec déviation utérine. — Guérison.

Mme B..., âgée de 24 ans, mariée depuis six ans, a eu, à l'âge de 12 ans, une attaque de rhumatisme articulaire. Ni grossesse, ni fausse couche. Mais depuis trois ans, cette malade est devenue très impressionnable, sujette à des insomnies, à des crises de palpitations. En même temps ses règles sont douloureuses avec expulsion intermittente de caillots, pendant cinq à six jours, et régulièrement précédées par une névralgie violente du trijumeau.

La malade offre les apparences d'une santé florissante; l'auscultation révèle un certain degré d'éréthisme cardiaque (92 pulsations), mais sans souffle orificiel; je constate en même temps un développement exagéré du corps thyroïde. Du côté de l'utérus, légère latéroversion gauche avec un col allongé, en toupie à orifice cupuliforme. Pas de douleur ni de sécrétion anormale.

TRAITEMENT. — Bains Romains quotidiens à 34° d'un quart d'heure de durée avec spéculum grillagé et irrigations vaginales dans le bain. Quelques-douches vaginales le soir, en dehors du bain, d'une durée de cinq à six minutes, comme excitant de l'utérus; 500 grammes par jour de la source froide des *Dames* à prendre en trois fois dans l'intervalle des repas.

Au bout de seize jours de traitement, les règles, en avance de cinq jours, se produisent sans douleur et avec une durée normale, et la malade termine sa saison par une série de quinze douches froides, et part avec une augmentation de poids de 2 kilos. J'avais donné en outre à ma cliente quelques conseils au sujet de la déviation utérine, et j'eus l'agréable surprise de la rencontrer deux ans après, en excursion à Saint-Nectaire, où elle m'apprit que mes prévisions s'étaient réalisées, étant depuis un an mère d'un beau bébé, et que depuis sa saison elle jouissait d'une santé parfaite.

Obs. IV.

Endométrite avec ulcération du col. — Dyspepsie et anémie. — Grande amélioration.

Mme P..., âgée de 27 ans, mariée à 21 ans, a eu deux grossesses à terme, dont la première remonte à trois ans. C'est depuis cette époque qu'elle a commencé à se plaindre de douleurs hypogastriques et lombaires, avec pertes blanches abondantes, surtout avant et après les règles. Ces troubles s'accompugnent de lassitude générale, de palpitations, de digestions difficiles avec crises gastralgiques fréquentes. La malade a subi, sous la direction d'un médecin de Clermont, un traitement local qui a donné peu de résultats, et à la suite duquel elle m'a été adressée pour une cure à Saint-Nectaire.

Je trouve en Mme P... une femme très affectée de son état, anémiée, avec des fonctions digestives languissantes, une langue saburrale, pointillée de rouge sur les bords, un estomac clapotant à jeun au-dessous de la ligne costo-ombilicale et un gros intestin également dilaté. L'examen local fait constater un utérus volumineux, mobile et non douloureux dans les mouvements qu'on lui imprime. Le col est mou, entr'ouvert, les lèvres excoriées et recouvertes de muco-pus qui sourd de la cavité utérine.

TRAITEMENT. — Bains Romains quotidiens à 34°, à eau courante avec spéculum et irrigations vaginales pendant dix minutes, au commencement et à la fin du bain. Le soir une irrigation vaginale de cinq minutes sans spéculum. Comme boisson 150 grammes d'eau chaude de Saint-Cézaire, deux fois par jour, une heure avant les repas.

Du dixième au quinzième jour, pertes blanches plus abondantes que d'habitude ; puis surviennent les règles en avance de quatre jours, après lesquelles la malade reprend son traitement, qui se termine au vingt-huitième bain. L'ulcération du col est alors complètement cicatrisée, les pertes blanches insignifiantes et d'apparence muqueuse. Les digestions se sont très améliorées et la malade constate une augmentation de poids de quatre kilos.

Obs. V.

Métrite chronique avec déviation et abaissement de l'organe. — Dyspepsie et anémie. — Guérison.

Mme G..., âgée de 39 ans, mariée depuis quinze ans, a eu quatre grossesses régulières, dont la dernière remonte à dix ans.

Comme antécédents pathologiques, douleurs rhumatismales fréquentes, sous l'influence du froid. Depuis cinq ans, les règles sont devenues plus abondantes, durent sept à huit jours, et sont constituées par du sang noir, expulsé sous forme de gros caillots. En dehors de la période cataméniale, beaucoup de pertes blanches, des douleurs lombaires et abdominales, des digestions difficiles, malgré la conservation de l'appétit, et une constipation opiniâtre. La malade a subi à plusieurs reprises des scarifications du col et porte une ceinture hypogastrique.

Mme G... est une femme de taille moyenne, un peu maigre, aux traits fatigués, mais dont les organes thoraciques et digestifs n'offrent rien d'anormal. L'examen de la sphère génitale fait reconnaître un utérus volumineux, lourd, mobile, avec un certain degré de rétroflexion et d'abaissement. Le toucher provoque une légère douleur à gauche et en arrière, à l'union du col et du corps.

Le col est tuméfié, mou, d'une coloration rouge vineux et largement ouvert, avec une abondante sécrétion muco-purulente. La muqueuse vaginale semble épaissie, plus rugueuse, avec une tendance au prolapsus. La marche et la station debout fatiguent rapidement la malade et amènent de l'œdème péri-malléolaire. Les urines ne contiennent aucun élément anormal.

TRAITEMENT. — Bains Romains quotidiens de 25 minutes de durée à 34° 1/2, avec spéculum grillagé et irrigations vaginales pendant un quart d'heure. L'après-midi, deux irrigations vaginales de cinq à six minutes de durée; 200 grammes d'eau de *Saint-Cézaire* en deux fois, une heure avant le déjeuner, et, dans la soirée, eau de la source *des Dames.*

La malade, partie très améliorée après une première saison, est revenue l'année suivante et a suivi le même traitement. La plupart des symptômes signalés plus haut avaient disparu, et, à la troisième saison, j'ai jugé la guérison de la métrite suffisante pour n'imposer à la malade aucun traitement spécialement dirigé contre l'état local.

Obs. VI.

Salpingo-ovarite gauche et névralgie sciatique du même côté. — Amélioration peu marquée.

Mme E..., âgée de 36 ans, mariée à vingt et un ans. Comme antécédents pathologiques, rhumatisme articulaire aigu à l'àge de dix-sept ans. Fausse couche de trois mois dans la première année de son mariage. Depuis cette époque, les règles sont peu abondantes et provoquent de violentes douleurs. La malade éprouve en outre une douleur sourde, mais continue, dans le bas-ventre, plus particulièrement du côté gauche, s'exagérant par la marche à pied, le mouvement de la voiture et surtout par l'approche des règles. Une première saison, faite en 1890, avait paru améliorer quelque peu la situation, et la malade revient en 1894. Je la vois alors pour la première fois. Les symptômes locaux de son affection génitale se présentent avec les mêmes caractères ; mais Mme B... éprouve depuis quelques mois des troubles digestifs assez marqués et une vive douleur sur le trajet du sciatique gauche.

L'examen de cette malade, qui paraît profondément entachée d'arthritisme, ne révèle aucune lésion cardiaque consécutive à son attaque de rhumatisme. Le palper abdominal est sensible au niveau de l'ovaire gauche, et par le toucher combiné on perçoit une induration au niveau de la trompe du même côté. Les mouvements communiqués à l'utérus par la pression du col sont très limités et réveillent la douleur du côté gauche.

Le col est petit, dur, et ne présente qu'un léger suintement muqueux lorsqu'on le pince entre les valves du spéculum.

La jambe gauche, siège de douleurs névralgiques, a conservé le même volume et la même température. La sensibilité tactile comparée à celle du côté droit paraît diminuée au niveau de la région externe de la cuisse. Pas de point particulièrement douloureux à la pression mais la douleur se réveille au niveau de l'échancrure sciatique dans la flexion de la cuisse sur le bassin, la jambe étant maintenue dans l'extension. Réflexes normaux.

TRAITEMENT. — La malade ayant fait sa première saison au Grand Établissement ne peut s'habituer aux Bains Romains qu'elle trouve trop froids à 34°, et après deux ou trois jours d'essai, je lui prescris son traitement au Grand Établissement, avec un bain quotidien de 35° 1/2 de 20 minutes de durée, et le spéculum grillagé pendant le bain. Pas d'irrigation vaginale. La seconde semaine j'ajoute pour le soir une douche à 36° en jet brisé sur le tronc et la région lombaire. Eau lithinée de *Sainte-Marie* en boisson. Les règles survenues au 10° jour du traitement et en avance de 3 jours sont douloureuses, mais plus abondantes. La malade est partie après 18 bains, avec une amélioration des digestions, mais sans modification du côté des phénomènes douloureux du bassin.

Obs. VII

Endométrite hémorrhagique. — Curettage. — Amélioration du catarrhe utérin et des troubles digestifs par la cure de Saint-Nectaire.

Mme V..., âgée de 27 ans, couturière, sans antécédents pathologiques, s'est mariée à 22 ans, et quatre mois après a fait une fausse couche. A partir de cette époque elle a commencé à perdre en blanc, à éprouver des pesanteurs dans le bas-ventre. Peu à peu les règles sont devenues plus abondantes, persistant 8 à 10 jours et s'accompagnant de douleurs assez vives. A la suite de traitements variés qui ne donnaient pas de résultat appréciable, la malade a subi à l'Hôtel-Dieu de Clermont un curettage utérin avec prescription d'un pessaire et d'une cure à Saint-Nectaire au moment de la saison.

Mme V... est très anémiée par ses anciennes métrorrhagies qui ont d'ailleurs cessé depuis l'opération. Elle a conservé l'appétit et les fonctions digestives s'accomplissent normalement. Mais elle se plaint de l'abondance des pertes blanches, de pesanteurs au bas-ventre, d'envies fréquentes d'uriner.

L'utérus est gros, très mobile, dénotant une grande laxité de ses ligaments suspenseurs. Le col porté en arrière présente des lèvres excoriées, avec sécrétion de muco-pus crémeux, très abondant. La pression au niveau de l'ovaire gauche provoque une légère douleur.

TRAITEMENT. — Bains Romains à 34° d'une demi-heure de durée, avec spéculum et irrigations vaginales pendant 10 minutes au commencement et 10 minutes à la fin du bain; l'après-midi deux irrigations vaginales. Eau *des Dames* en boisson, dans l'intervalle des repas à la dose de 4 demi-verres par jour.

La malade est partie au 17me jour de son traitement, ne voulant pas passer à Saint-Nectaire la période des règles. Mais elle n'éprouvait plus de fatigue à la marche même en l'absence du pessaire que j'avais enlevé à mon premier examen. Le col était détergé, les sécrétions diminuées et simplement muqueuses.

Obs. VIII

Angine granuleuse. — Albuminurie d'origine gravidique. — Métrite chronique avec exulcération du col et rétroflexion. — Amélioration.

Mme M..., 26 ans, est atteinte depuis l'âge de 16 ans d'angine granuleuse et de douleurs rhumatoïdes. Il y a deux ans au septième mois d'une première grossesse, les urines ont présenté de l'albumine à la dose de 0 40 centig. par litre. Mise au régime lacté, elle accoucha à terme d'un enfant bien portant; mais la délivrance fut difficile. Six mois après cette couche dont elle se croyait remise, elle éprouva une fatigue générale, des douleurs lombaires, abdominales, des pertes blanches avec des règles se prolongeant huit à dix jours par mois; puis survinrent des troubles digestifs, des maux de tête, palpitations. La malade subit à Paris, plusieurs applications intra-utérines de crayons au chlorure de zinc. Dans l'intervalle, un examen d'urines ayant révélé la présence de l'albumine, on jugea doublement utile pour la malade une cure à Saint-Nectaire.

Mme M... a le teint coloré, avec des efflorescences fréquentes sur le visage; la langue est rouge et comme desquamée; la partie postérieure du pharynx est rouge carmin, avec de petites granulations, donnant à la muqueuse un aspect chagriné que tachent par places d'épaisses mucosités très adhérentes. Au cœur retentissement exagéré du 2ᵉ bruit aortique indiquant un certain degré d'hypertension. Pas de dilatation stomacale. Les membres inférieurs sont atteints de varicosités et présentent le soir un léger œdème. Les urines très sédimenteuses donnent 30 centig. d'albumine au tube de Beugnies.

L'utérus en rétroflexion, est mobile, d'une consistance normale et l'on ne perçoit rien du côté des annexes. Le col est gros, entr'ouvert avec deux saillies nodulaires dues à de petites formations kystiques. Sur la lèvre supérieure et à droite, existe une petite ulcération en demi-cercle. De l'orifice du col s'échappent des mucosités analogues à du blanc d'œuf.

TRAITEMENT. — Bains Romains tous les deux jours à 34° 1/2 de 20 minutes de durée avec irrigations vaginales dans le bain. En boisson 150 grammes d'eau du Gros-Bouillon, 3 fois par jour, précédés chaque fois d'un gargarisme avec la même eau. Pulvérisation quotidienne à la palette de 10 minutes de durée. A la 1ʳᵉ saison les symptômes se sont peu améliorés. La malade est revenue trois années de suite. A la seconde saison l'ulcération du col et l'albumine ont fini par disparaître. Les fonctions digestives sont redevenues normales ; mais les règles restent toujours abondantes, douloureuses, et la pharyngite améliorée pendant quelques mois à la suite de la saison subit chaque hiver sa recrudescence habituelle.

Obs. IX

Métrite chronique avec déviation. — Néphroptose.
Obésité. — Amélioration.

Mme D..., âgée de 33 ans, a commencé à souffrir de douleurs lombo-abdominales et de pertes blanches, il y a environ 10 ans, quatre à cinq mois après une grossesse régulière. Les règles devenaient plus douloureuses surtout au début, nécessitant souvent le séjour au lit. En 1890 elle subit à Lyon un curettage et on lui appliqua un pessaire de Hodge pour une rétroversion. Néanmoins la malade continuait de souffrir et malgré son appétit très restreint, elle prenait de l'embonpoint, et augmentait de 15 kilos en moins de 3 mois. En même temps, aux troubles antérieurs, s'étaient ajoutés des céphalées fréquentes, de l'essoufflement à la marche, de l'œdème péri-malléolaire et des symptômes de neurasthénie.

L'examen de la malade, qui a toutes les apparences d'une bonne santé, me fait constater l'intégrité des organes thoraciques et digestifs. Malgré l'abondance du tissu cellulaire abdominal, et en raison de la flaccidité des parois, on peut facilement sentir le rein droit déplacé et donnant parfois à la main la sensation de ballottement, tandis que la pression à son niveau produit une légère douleur. L'utérus est très mobile, peu douloureux et en rétrodéviation. Le col gros induré présente sur ses lèvres quelques granulations et laisse suinter un liquide filant et transparent. En réalité la plus grande part des troubles divers dont se plaint la malade peuvent être mis sur le compte du rein déplacé autant que sur les lésions utérines.

TRAITEMENT. — Bains Romains à 33°, de 20 minutes de durée avec spéculum grillagé et une courte irrigation vaginale; eau du *Dolmen* en boisson entre les repas à la dose de trois demiverres par jour; chaque matin massage général pendant trois

quarts d'heure. Les premiers bains produisent quelques suffoca-
tions; la malade les trouve froids, ne peut y rester qu'une
dizaine de minutes et en sort avec de la céphalalgie qui se dissipe
d'ailleurs assez vite.

Les règles surviennent à la date prévue, au 12ᵉ jour du traitement, qui est repris après un repos de 4 jours. Elles ont été douloureuses pendant les deux premiers jours que la malade a passés
au lit, par mesure de précaution.

A la fin du traitement l'état général paraissait meilleur, les
forces avaient augmenté, bien que la malade eût maigri de
3 kilos. Sur mes conseils elle supprima le pessaire pour le rem-
placer par le port d'une ceinture abdominale.

Je fus quelque peu surpris de revoir l'année suivante, à Saint-
Nectaire, Mᵐᵉ D... qui me dit s'être bien trouvée de la saison,
malgré des règles toujours difficiles. Au traitement précédent,
j'ajoutai une douche écossaise quotidienne dont les effets furent
excellents. Le col était redevenu normal et la rétro-déviation
utérine beaucoup moins accentuée.

———

Obs. X.

**Métrite catarrhale du corps et du col. — Otorrhée
double. — Hypocondrie. — Amélioration.**

Mᵐᵉ C... est atteinte, depuis l'âge de 15 ans, d'une otite catarrhale double, consécutive à une rougeole. Mariée à 20 ans, elle
a eu une grossesse régulière aussitôt après son mariage. Depuis
lors, elle a ressenti des douleurs dans le bas-ventre et constaté
des pertes blanches très abondantes, surtout après les règles qui
sont douloureuses, mais normales en durée et en quantité. La
malade, avant d'être envoyée aux eaux, a subi un traitement
local assez prolongé.

M^m C... est une petite femme brune, au teint pâle, d'apparence chétive et nerveuse, très affectée de son état, et la conviction qu'elle a de ne pouvoir guérir est passée chez elle à l'état d'idée fixe. Elle n'éprouve jamais le besoin de manger, fuit la société et la conversation et ne se trouve bien qu'au lit où elle dort parfaitement.

L'auscultation du cœur et des poumons ne révèle rien de pathologique. Une mauvaise dentition et plusieurs dents cariées expliquent les névralgies faciales dont se plaint souvent la malade. Il existe une double perforation du tympan et l'oreille droite secrète un liquide purulent assez épais mais sans odeur prononcée. L'utérus est gros, lourd, mobile, le col mou, blafard avec des lèvres exulcérées et du muco-pus en abondance. Le doigt provoque une douleur légère dans le cul-de-sac gauche, mais ne perçoit aucune tuméfaction. Aucun symptôme d'hystérie du côté de la sensibilité générale, de la vue et des réflexes.

TRAITEMENT. — Bains Romains à 33° d'un quart d'heure, avec spéculum et irrigation vaginale pendant toute la durée du bain. Le soir, une seconde irrigation de cinq à six minutes.

Eau du *Dolmen* et de la *Coquille* en boisson ; deux douches quotidiennes d'acide carbonique dans les oreilles. La température des bains a dû être portée à 34° 1/2, mais les phénomènes d'excitation ont été insignifiants. Du sixième au dixième jour du traitement, la malade signale une recrudescence de ses pertes blanches. Les règles en avance de deux jours ont été peu douloureuses et n'ont pas été suivies du catarrhe habituel. L'utérus est moins gros, et l'ulcération du col en bonne voie de guérison. L'acide carbonique a tari pour le moment la sécrétion de l'oreille, et donné à la malade l'illusion d'une ouïe améliorée. Quant à la modification de l'état général, elle s'est traduite par une augmentation de poids de 2 kilos.

Obs. XI.

**Métrite du corps et du col avec adénite périutérine.
Colite muco-membraneuse. — Neuro-arthritisme. —
Peu d'amélioration.**

Mme G..., 40 ans, a eu deux grossesses régulières et jamais
de fausse couche. Comme antécédents héréditaires, père rhu-
matisant et mère migraineuse. Bien portante jusqu'après sa
seconde grossesse, elle a commencé alors à souffrir de douleurs
dans le bas-ventre, la vessie, le rectum en même temps que les
règles devenaient plus abondantes, douloureuses, suivies de
pertes blanches, et plongeant la malade dans un grand abatte-
ment. Mme G..., sans avoir maigri beaucoup, a un teint ané-
mique prononcé. L'appétit est conservé et les digestions sont
lentes, s'accompagnant d'une sensation de froid plus ou moins
prolongée. Constipation habituelle. Le palper abdominal est
sensible, surtout au niveau des côlons transverse et descendant,
et l'on perçoit assez nettement la corde colique. Du côté des
organes génitaux l'utérus est plutôt petit, légèrement rétro-
fléchi avec un noyau douloureux au toucher en arrière, dans
l'angle formé par l'union du corps et du col. Les lèvres du col
sont éversées, saignantes avec une légère sécrétion muco-
purulente.

TRAITEMENT. — Les Bains Romains n'ayant pu être supportés par la malade en raison des frissons qu'elle y éprouvait,
elle prend chaque jour au Grand Établissement un bain à 35°
d'une demi-heure de durée avec spéculum et irrigations vaginales de dix minutes. Tous les deux jours, douche rectale ascendante prolongée contre la constipation et les symptômes de
colite. Eau froide de *Sainte-Marie* à table; régime approprié.

Vers le cinquième jour du traitement, la malade se plaint
de malaise, d'insomnie, de courbature et d'un léger em-

barras gastrique; les irrigations vaginales ont produit de la cuisson vulvaire. Au dixième jour, Mme D... est prise de douleurs abdominales, de ténesme anal et vésical. La crise dure vingt-quatre heures et se termine par l'expulsion de muco-membranes accompagnée d'une forte cuisson anale. La malade me raconte alors que tous les mois, dans l'intervalle des règles, elle éprouve une crise semblable. En raison de ces divers incidents, le traitement a été suspendu plusieurs, fois et au départ je n'ai pu constater aucun signe bien net d'amélioration.

<hr>

Obs. XII.

Arthritisme. — Métrite parenchymateuse et colite muco-membraneuse. — Pas d'amélioration.

Mme B..., de Marseille, âgée de 27 ans, a eu à 14 ans un rhumatisme articulaire subaigu localisé aux genoux, d'une durée de trois à quatre mois. Bien réglée dès l'âge de 16 ans, elle a eu une seule couche à 25 ans qui n'a donné lieu à aucun incident. La malade raconte qu'il y a six mois, à la suite d'ennuis et de fatigues prolongées, et à l'occasion d'un effort, elle éprouva une assez vive douleur dans le ventre avec la sensation de quelque chose qui se rompt. Depuis elle ressent constamment dans cette région des douleurs paroxystiques s'exagérant à la pression, une constipation opiniâtre avec des selles ovillées, recouvertes de mucus. Les règles sont douloureuses, surtout pendant les deux premiers jours.

Mme B... est une femme de taille moyenne, très brune, avec un teint coloré qui lui donne les apparences d'une bonne santé. Elle a, d'ailleurs, peu maigri et conserve toujours un certain appétit. A l'examen, le ventre est légèrement globuleux, douloureux à la pression au niveau du côlon descendant et de l'ovaire gauche. Aucune tumeur appréciable dans cette région. L'utérus paraît avoir des dimensions et une situation normales, mais les mouvements qu'on lui imprime avec le doigt produisent une douleur assez vive dans le flanc gauche. Le cul-de-sac semble moins profond, sans que le toucher combiné avec le palper permette de reconnaître aucune modification du côté des annexes. Le col est gros, rouge, avec un léger catarrhe muqueux. Pas de varices aux membres inférieurs; aucun trouble de la sensibilité générale.

TRAITEMENT. — Bains acidulés d'un quart d'heure de durée avec spéculum grillagé. Tous les jours douche ascendante rectale. Les grands bains sont mal supportés. La malade les trouve trop froids, malgré la quantité d'acide carbonique qui se dégage, et après quelques jours d'essai sont remplacés par des bains à 35° au Grand Etablissement.

Les règles sont survenues après le dix-huitième bain, s'annonçant douloureuses, et malgré mes instances, la malade a voulu se remettre en route pour rentrer chez elle. J'ai su depuis que ce voyage n'avait pas eu de conséquence fâcheuse, mais que l'état de Mme B... s'était peu modifié.

Obs. XIII.

Métrite catarrhale. — Curettage. — Guérison du catarrhe utéro-vaginal par la cure de Saint-Nectaire.

Mme B..., 27 ans, sans antécédents héréditaires ni personnels, s'est mariée à 19 ans et a eu deux grossesses normales. Son état de santé a commencé à décliner cinq ou six mois après son dernier accouchement : Fatigue à la marche, douleurs lombo-abdominales, pertes blanches et règles abondantes, d'une durée de huit à dix jours. Après plusieurs traitements locaux, sous la direction de son médecin ordinaire, la malade est adressée à M. le docteur Bousquet, de Clermont, qui pratique un curettage suivi d'une amputation de Schrœder, dans le courant du mois de mars 1896, et prescrit une cure thermale à Saint-Nectaire.

A l'exception de quelques légers symptômes d'anémie et de dyspepsie, l'état général de Mme B... est satisfaisant. L'examen local fait constater un utérus gros, mobile, non douloureux et de consistance normale. L'orifice utérin laisse suinter un liquide épais, crémeux, assez abondant, et qu'on retrouve également à la surface du vagin dont la muqueuse est rouge et granuleuse.

TRAITEMENT. — Bains Romains à 34° d'une demi-heure de durée avec spéculum grillagé et irrigations vaginales dans le bain pendant dix minutes. Eau du *Dolmen* et des *Dames* dans l'intervalle des repas.

Les règles sont survenues au quinzième jour du traitement, en avance d'un jour seulement sur l'époque ordinaire, et ont eu une durée beaucoup moindre. La malade est partie après vingt-six bains dans un très bon état de santé et avec une augmentation de poids, et le catarrhe utéro-vaginal paraissait être complètement tari.

———

Obs. XIV.

Métrite d'origine gonococcique avec adénite péri-utérine. — Manifestations articulaires. — Dyspepsies et anémie. — Guérison.

Marie L..., femme d'ouvrage, âgée de 40 ans, a eu six grossesses et cinq de ses enfants sont vivants et bien portants. D'une santé relativement bonne, elle a contracté, il y a huit mois, une infection gonococcique. Les renseignements précis qu'elle nous a donnés ne nous laissent aucun doute à cet égard. Au moment où se calmaient les accidents aigus de vaginite et de cystite, elle fut prise d'un rhumatisme infectieux localisé à la hanche et au genou gauches qui la tint près de deux mois au lit. En même temps elle continuait à éprouver des douleurs sourdes dans le bas-ventre, et dans l'intervalle de ses règles devenues irrégulières et abondantes, elle constatait des pertes blanches tachant fortement le linge. Elle vint surtout à Saint-Nectaire pour des raideurs douloureuses dans les articulations du genou et de la hanche gauches.

La malade est très amaigrie et anémiée, digère mal la petite quantité d'aliments que son estomac est susceptible de supporter. Elle peut à peine marcher et se plaint d'une douleur continue au-dessus du pubis. L'examen local révèle un utérus volumineux mou, en situation normale avec un noyau d'adénite péri-utérine au niveau du cul-de-sac postérieur et de la cloison recto-vaginale. Les annexes paraissent indemnes. Avec le spéculum on découvre un col tapissé de mucosités verdâtres qui, détachées à l'aide d'un tampon d'ouate, laissent voir une muqueuse excoriée et saignante. Le canal cervical largement ouvert donne issue à un muco-pus abondant; le vagin est rouge et également tapissé de mucosités.

TRAITEMENT. — Bains quotidiens au Grand Établissement, de vingt minutes de durée, avec spéculum grillagé et irrigations vaginales de dix minutes, prolongées chaque jour d'une ou deux minutes.

Dans l'après-midi, douche vaginale d'acide carbonique pur; le soir, grande douche chaude à 38° de cinq minutes, dirigée surtout contre les manifestations articulaires. Comme boisson, 400 grammes d'eau des *Dames* chaque jour entre les repas.

La malade fut rapidement améliorée tant au point de vue de l'état général que des lésions articulaires et de l'affection génitale. Les sécrétions étaient insignifiantes à son départ après vingt-six bains; la pesanteur qu'elle éprouvait dans le bas-ventre avait disparu et l'utérus revenu à son volume normal. Persistaient encore le point douloureux d'adénite et une légère raideur de la hanche. Revenue l'année suivante, la malade a fini par se débarrasser des restes de son affection.

Obs. XV.

Métropelvipéritonite chronique. — Crise de coliques hépatiques pendant le traitement. — Grande amélioration.

Mme R..., 29 ans, mariée depuis sept ans, accouchée d'un enfant bien portant qui a aujourd'hui 5 ans. Dans la suite, deux attaques de coliques hépatiques, pour lesquelles elle a fait trois saisons à Vichy. Il y a deux ans, à la suite d'un excès de fatigue survenu au début de ses règles jusque-là régulières, Mme R... fut prise subitement de violentes coliques, de frissons, de vomissements et d'un arrêt dans le flux menstruel. Ces accidents, combattus par des applications de glace et de sangsues, nécessitèrent un séjour de trois mois au lit. Dans l'intervalle, les douleurs se localisèrent dans le côté droit du ventre qui restait dur et très sensible à la pression, puis un abcès se fit jour dans le gros intestin. La malade s'était remise de ces accidents, lorsqu'il y a six mois ils se reproduisirent dans des conditions analogues, mais cette fois avec prédominance du côté gauche. Il n'y eut pas d'abcès dans cette seconde attaque, et la malade, après un mois de séjour au lit, put reprendre ses occupations.

C'est une femme très amaigrie, avec des traits tirés rappelant le faciès abdominal. Les fonctions digestives s'exécutent assez bien ; ni diarrhée ni constipation. Rien d'anormal du côté des organes thoraciques. La matité inférieure du foie dépasse légèrement le rebord des fausses côtes, et la pression est douloureuse à ce niveau, ainsi que dans le flanc droit qui présente un empâtement assez étendu. Au toucher, l'utérus est fixe, le col complètement dévié à gauche sans que le doigt puisse le ramener dans l'axe normal et cette tentative provoque une douleur dans le côté droit. Le cul-de-sac de ce côté est moins profond avec des points indurés. Le col difficile à placer entre les valves du spéculum est gros, avec des lèvres excoriées et recouvertes d'un mucus épais et verdâtre.

TRAITEMENT. — Bains Romains à 34° de vingt minutes de durée, avec spéculum et irrigations vaginales dans le bain, prolongées peu à peu jusqu'à douze et quinze minutes. Tous les deux jours, douche rectale ascendante à 36°. Comme boisson, 150 grammes de la source chaude de *Saint-Cézaire* avant les repas, et dans l'après-midi deux demi-verres de la source des *Dames.*

Le traitement bien supporté est suspendu au moment des règles qui devancent de quatre jours l'époque présumée; pendant cette période, par mesure de précaution, la malade garde le lit. Elle en était à son dix-huitième bain lorsque, huit jours après les règles, survient une crise de coliques hépatiques qui dure trois jours et nécessite l'emploi de la morphine et des lavements de chloral.

Mme R..., une fois la crise terminée, et malgré les bons effets du traitement thermal, a voulu partir de Saint-Nectaire. J'ai pu constater avant son départ que l'empâtement du côté droit était en voie de résolution et que l'utérus possédait une plus grande mobilité. Quant à l'amélioration de l'état général, elle se traduisait par une augmentation de poids de 1 kilo, malgré quatre à cinq jours de diète occasionnée par la crise hépatique.

TABLE DES MATIÈRES

CLERMONT-FERRAND, TYPOGRAPHIE ET LITHOGRAPHIE MONT-LOUIS.

156